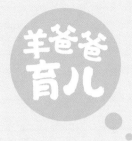

羊爸爸育儿

让你的孩子少生病

韩珂　祝子民　杜阳　编著

U0254946

四川科学技术出版社
·成都·

图书在版编目（CIP）数据

让你的孩子少生病 / 韩珂，祝子民，杜阳编著 . -- 成都 : 四川科学技术出版社，2022.8
（羊爸爸育儿）
ISBN 978-7-5727-0656-1

Ⅰ . ①让… Ⅱ . ①韩… ②祝… ③杜… Ⅲ . ①小儿疾病—防治 Ⅳ . ① R72

中国版本图书馆 CIP 数据核字 (2022) 第 152839 号

羊爸爸育儿
让你的孩子少生病
YANGBABA YUER
RANG NIDE HAIZI SHAO SHENGBING

编　　著	韩　珂　祝子民　杜　阳	
出 品 人	程佳月	
责任编辑	肖　伊	
策划编辑	王星懿	
责任校对	翟博洋	
封面设计	毛　木	
责任出版	欧晓春	

出版发行　四川科学技术出版社
　　　　　成都市锦江区三色路238号　邮政编码 610023
　　　　　官方微博 http://weibo.com/sckjcbs
　　　　　官方微信公众号　sckjcbs
　　　　　传真 028-86361756

成品尺寸	170 mm × 240 mm
印　　张	15　　字数 300 千
印　　刷	四川华龙印务有限公司
版　　次	2022 年 10 月第一版
印　　次	2022 年 10 月第一次印刷
定　　价	58.00 元

ISBN 978-7-5727-0656-1

邮　　购: 成都市锦江区三色路238号新华之星A座25层　邮政编码: 610023
电　　话: 028-86361770

序

俗话说，不养儿不知父母恩，说得真是太对了。我也是两个孩子的爸爸，做了爸爸以后才知道要把孩子养好是多么不容易。

说实话，如今能够影响到孩子健康的育儿坑确实是太多了，稍不注意就可能掉进去。等我们意识到的时候，已经晚了，因为孩子的健康已经受到了很大影响；从健康上来讲，孩子已经输在起跑线上了。

有的家长辛苦地收集各种食谱，一日三餐都严格按食谱来做，期盼孩子能健康成长，但是呢，别人的食谱并不一定适合自己的孩子，小孩吃了可能长得并不好，反而很容易生病，常常咳嗽、发热、便秘等。于是每次孩子生病时就带他去医院治疗，然后这样反复下去，情况就可能越来越严重。因为孩子经常生病的真正原因，其实是喂养不当导致的脾胃虚弱。

也有孩子对一些食物和粉尘过敏，用抗过敏药来治疗后还是反复咳嗽，并且过敏原还越来越多。作为家长，可能就会越来越焦虑，不知道怎么办。实际上，抗过敏药是针对症状来处理的，它也就只能缓解症状，只要孩子过敏体质的根本问题没有解决，过敏的情况就可能一直存在。

还有的孩子发热时，用了退烧药又反复发热，继续用了许多次退烧药，之后孩子发热时却容易出现惊厥的症状。或者，孩子容易便秘，就长期吃香蕉、猕猴桃等水果，吃水果的时候便秘可能有好转，不吃的话就又不拉了。这样一来，便秘的问题还是得不到根本的解决。

这本书就是专门为被孩子健康问题所困扰的家长所准备的。在这本书里，羊爸爸把多年积累的育儿经验总结出来，用通俗易懂的语言说清楚育儿路上可能遇到的那些坑。

通过这本书，能学到什么？

本书一共八章，前五章是孩子常见病要避开的育儿坑，后三章分别是常用药要避开的育儿坑、喂养要避开的育儿坑以及日常护理要避开的育儿坑。

具体到每一篇文章，首先，羊爸爸会明确地指出，这些威胁孩子健康的育儿坑到底是什么？可能会给孩子带来什么样的不好的影响？比如，孩子一发热就用冰冰贴退烧，孩子一咳嗽就用止咳药，或者是按照广告来给孩子补钙、补充各种微量元素等。

其次，羊爸爸会分析，为什么容易陷入这些育儿坑？其实，我们都是平平凡凡的家长，都会犯错误，重要的是通过学习来使自己强大，从而更好地呵护孩子。所以，这一部分内容，我们主要结合中西医对相关问题的研究成果，来给大家做简单明了的分析。

最后，羊爸爸还会讲解，怎样避免或者是走出这样的育儿坑。羊爸爸提供的方法相对来说是比较简单的，在家就能够操作，能够给孩子做合适的护理。比如，一些简单的食疗方，正确喂养和护理的方法，一些常见的非处方中成药的使用方法以及一些推拿、按摩这样的外治法。

如何事半功倍地阅读本书？

首先，需要学会多观察。观察什么呢？主要是观察孩子的吃、喝、拉、撒、睡，还有情志。

其次，要学会多思考，思考现象背后的原因。举个例子，同样是孩子便秘了，原因可能是两种截然不同的身体状态，一个太热，一个太寒，身体的寒热一定会有一些特点用于分辨。这个就需要我们通过多思考去分辨出来。

最后，需要多去实践。学习就是为了应用，为了让孩子恢复健康。所以，从实践来检验学习的内容才更加有效果。

有句古话叫"父母之爱子，则为之计深远"。是的，不论哪个时代的家长或者什么样的家长，只要爱孩子，都应该替他考虑得比较长远，考虑得比较周全。学习育儿知识，避免孩子陷入育儿坑，或者是早点走出育儿坑，让孩子能健康成长，这个就是替咱们的孩子考虑长远了。

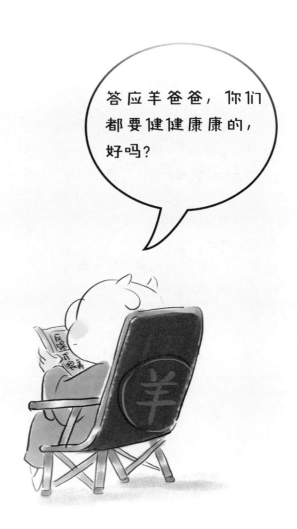

中医育儿≠中医儿科

中医育儿并不等于中医儿科，普通人学中医不是要变成专业的医生，就好像我们平时学做饭也不是为了变成专业的厨师一样，所以这本书并不能替代医生的作用。

其实，我们学习中医育儿的目的，是用中医的思维方式来帮助养育和教育孩子，按照中医对身体和生命的理解，不和身体搞对抗，按照自然规律养育、爱护孩子，顺着孩子的"劲儿"，让孩子天真自然地成长，这个才是羊爸爸团队编写这本书的目的。

到现在为止，羊爸爸团队已经为全国 50 多万家长提供了专业的健康知识服务，并且很多家长由此走出了育儿的"坑"，孩子的健康也逐渐得到了恢复。

比如，有一位妈妈，她的孩子生下来患新生儿黄疸，后来又长期地腹泻，进而发展出各种各样的问题，住院输液、雾化都没有治好，病程拖了一年以后，在羊爸爸团队的帮助下，认清了育儿的一些"坑"，知道了是在新生儿黄疸期间运用的一些错误的治疗手段和护理方法导致了孩子身体虚弱，进而发生了各种各样的健康问题。之后呢，这位妈妈通过饮食、养护上的纠偏，让孩子逐渐恢复了健康。

还有一位妈妈，她的孩子因为错误治疗和不当喂养，逐渐由感冒发展成为肺炎。后来通过学习才知道，是因为给孩子吃得太多、太好，导致了孩子积食，脾虚生痰，间接伤肺。治疗的时候用药过多，也导致了孩子正气受损。在调理的时候，一方面是提升孩子的正气，另一方面就是缓解孩子积食的症状。现在，孩子每学期在幼儿园都是全勤了。

另外，羊爸爸团队还有一支专业的学习服务团队，如果各位家长在学习中遇到了问题，都可以来咨询，也都能得到帮助。

期待每位家长阅有所获，陪着孩子一起健康成长。

韩珂

目　录

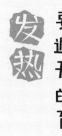

第一章

要避开的育儿坑

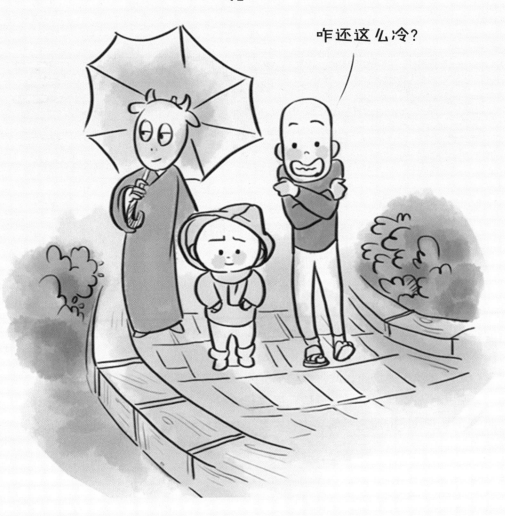

第一节 孩子受寒发热，应该慎用冰冰贴

现实生活中，很多孩子的家长在孩子发热时第一时间都会选用冰冰贴，但实际上，大多数情况下，这算是育儿路上的一个"坑"。

孩子发热大多数情况下都是受寒发热，这时候用冰冰贴来治疗，不仅没什么效果，而且还可能延误治疗的最佳时机，更容易让医生误诊。另外，如果是平时体质不太好的孩子用了冰冰贴，还可能会出现腹泻、咳嗽等其他的症状。这样一来，孩子的病情就更加复杂，病程也会更长。

美国儿科学会临床报告明确指出：不建议采用冰冰贴、搽酒精等物理方式来给孩子降温。许多育儿畅销书也提到：不建议用冷水降温，这样会让孩子冷得发抖。

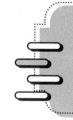

这一节主要解决以下三个问题：

第一，发热的时候身体处于一个什么样的状态？

第二，为什么不建议使用冰冰贴退烧？

第三，对于孩子最常见的受寒发热，家长应该如何鉴别与处理？

受寒发热是身体在做正邪斗争

首先需要知道的是，孩子受寒发热的时候，身体里边到底发生了什么情况。

如果把身体看成一个国家，那身体表面的皮肤就是国家的边境线。受寒发热时，身体受到了外界敌人的侵扰，若从西医的观点来看，这些入侵的敌人就是致病菌或者病毒等有害物质，而中医呢，不管这些入侵的敌人是致病菌、病毒，还是其他有害物质，此时都被统称为寒邪或者寒气。

哪里有入侵，哪里就有反抗。所以，这时候我们的国家也就要组织身体里面的兵力进行反击。这里的兵力，主要是指免疫细胞，比如 T 淋巴细胞、B 淋巴细胞、吞噬细胞等。它们都会被身体组织起来对抗入侵的敌人。

这种对抗西医上称为免疫反应，中医上叫作正邪斗争。

正邪斗争的战场一定是火热的，所以这时候体温就会升高。现在很多前沿的研究也发现，发热时，体温升高，表明免疫系统被有效地激活，从而维持机体的免疫稳态；并且体温升高后，还营造了一个不利于致病菌和病毒生长繁殖的环境。所以，身体的这一系列抵抗，就是为了战胜这些来犯之敌！

由此可以看出，身体本身就是一个设计非常精妙复杂的系统，很多时候，不需要外部刻意去干预，它自己就会完成一系列抵抗外邪的工作。平时，我们看到的打喷嚏、流鼻涕、流眼泪等一系列的症状也都是身体自己在试图解决问题。所以，这也告诉了我们一个道理：当身体试图解决问题时，外部的所有处理方法，不管是用药，还是推拿、针灸等其他方法，都应该有一个总的方向，就是顺应身体的需求来帮助身体解决问题，而不是逆身体之意而为之，更不是去帮助寒邪这些敌人。

冰冰贴：物理降温的假象

目前，市面上出售的冰冰贴的主要材料都是亲水性的高分子凝胶，其含水量较高。把冰冰贴贴在额头上时，由于额头的温度比较高，就会迫使冰冰贴中的水分蒸发。水分蒸发会带走大量的热量，进而会使体温有所降低。这样看来，含水量越多的冰冰贴，使用时蒸发的水分就会越多，那带走的热量自然而然就更多。所以，这种降温的方法其实很简单、粗暴，就是用水蒸发吸热这样一个原理来降低患者体表的温度。

但是，受寒发热时大部分人都是怕冷的，甚至会打哆嗦。这时候身体更需要的是保暖，需要一个更暖和的环境。所以，如果再用冰冰贴来带走大量热量而降温，很可能适得其反，患者会更难受，觉得更冷，也更加痛苦！

给受寒的孩子用冰冰贴，孩子的感受也是一样的。虽然他的体温暂时降低了，但是他会很不舒服，并且也可能拖延病程。因为这时候给孩子用冰冰贴，就好像是在一个热火朝天的战场上突然投入一颗原子弹，不管是好人还是坏人，全部都被摧毁掉了。

但是，这只是表面上摧毁了这个战场，寒邪这些敌人会像春风吹又生的野草一样，只要时机来了，它们又会复苏。而当它们再次来临的时候，就是孩子的又一次发热。

所以，给受寒发热的孩子用冰冰贴，往往出现的情况就是孩子体温会暂时降一点，但是过了一会儿孩子体温就又升高了。这样反反复复的发热，会把孩子的病程拖得非常长，孩子不舒服的时间也会越拖越长。所以，这种治疗方式对孩子是弊大于利的，它所能缓解的仅仅是家长的焦虑情绪而已！

给孩子微微发一点汗

一般说来，受寒发热的孩子会表现出以下的特征：第一，孩子的舌苔比较薄白；第二，孩子流的鼻涕像清水一样；第三，孩子还可能会出现打喷嚏的症状；第四，孩子会出现怕冷的现象，穿很厚的衣服他都觉得不够暖；第五，摸孩子的额头和身体，没什么汗；第六，如果孩子大一点能够表达了，他可能会说头疼或者是脖子后面这一块儿疼。

所以几个要点结合起来就是：舌苔比较薄白、流清鼻涕、打喷嚏、怕冷，同时身上又没有什么汗。这时孩子的发热一般来说就是受寒发热。

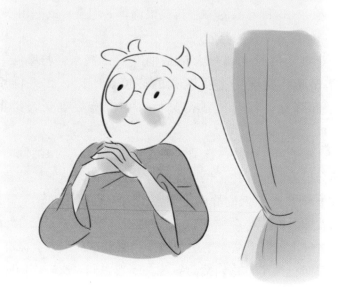

微微出汗，手脚暖和即可。

对于这种情况，我们可以学一点育儿小方法来帮助孩子迅速地打赢这场发热战争。下面要介绍的两个小方法都顺应了受寒发热时身体的需求，帮助身体通过发汗的方式把寒气排出去。

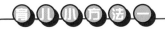

艾叶煮水来泡脚

抓一把艾叶煮水，大概煮 10 分钟，然后把水晾凉到 45 摄氏度左右就可以给孩子泡脚，泡到孩子微微出一点汗就可以了。千万要记住，这个时候不要出太多的汗，出一点点汗、微微汗就可以了！这样出完汗之后，孩子可能很快就会好起来。

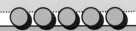

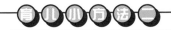

给孩子熬一碗葱白淡豆豉汤

熬汤的材料是葱白和淡豆豉。葱白就是家里做菜用的大葱，把葱叶和须根去掉，剩下的就是葱白。淡豆豉呢，不是我们做菜用的那种咸豆豉，而是一种淡味的、没有加盐的豆豉。这种淡豆豉，一般的中药店都有售卖。

取葱白 2 根，淡豆豉 10 克左右，放入锅里熬煮，熬到水开就可以喝了。孩子喝了也会微微发一点点汗。不过服用时一定要注意适量即可。

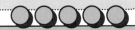

第二节 孩子一发热就吃退烧药，管用吗？

有很多家长会第一时间给发热的孩子吃退烧药，理由是吃完退烧药，孩子的体温基本上可以很快地降下来。但其实这个也是育儿路上的一个"大坑"，因为多数情况下，退烧药只能让孩子稍微舒服一些，让家长对孩子生病的焦虑和恐惧稍微缓解一些。

事实上，一发热就吃退烧药对查明生病的原因、促进机体的恢复不仅效果有限，而且还可能会带来一些副作用——除了潜在的消化道损伤和凝血功能损害等风险之外，还有可能导致孩子体温过低，体液流失过多。从中医角度来看，还会有诱发孩子产生惊厥等症状的可能性。并且，有经验的家长都知道，孩子吃完退烧药后大多会出一身大汗，接着胃口会变差，需要调养好长一段时间才能够恢复！

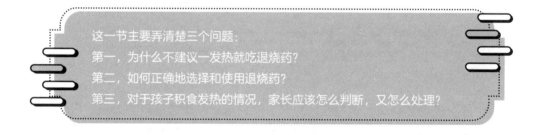

这一节主要弄清楚三个问题：
第一，为什么不建议一发热就吃退烧药？
第二，如何正确地选择和使用退烧药？
第三，对于孩子积食发热的情况，家长应该怎么判断，又怎么处理？

退烧药会让身体解除警报

目前，市面上使用最多、最广泛的退烧药有两种：一种是对乙酰氨基酚，也叫泰诺林，另一种是布洛芬，也叫芬必得或者美林。这两种退烧药，都属于非甾体抗炎药。它的作用机理是抑制前列腺素的合成，从而实现解热镇痛的功效。

通俗一点讲，发热的时候，身体这个国家遭到了敌人的入侵，因为防御体系非常完善，大脑这个中央情报部门第一时间就会发出红色警报，通知身体各处的部队紧急集合，准备和入侵之敌对抗。这时候所有的部队群情激奋，情绪高涨，此时若使用这些退烧药就好像是强行地关掉红色警报，让作战部队不要那么激动，冷静下来。

这种紧急叫停的行为对身体来说是利弊参半的。如果身体对入侵之敌反应过于剧烈，人就会非常难受；如果战争时间拖得过长，也可能会导致更多更严重的问题。所以，从这个角度来看，适当地使用退烧药，对身体其实是有益的。

不过，如果身体可以用来作战的部队本身就比较少，还去强行叫停，对身体来说就没什么好处了。因为身体平时休养生息，好不容易养了一些作战的部队，准备跟致病菌、病毒等入侵之敌作战，可是红色警报忽然解除，它们也就只能冷静下来了。但是呢，致病菌、病毒这些敌人还在，发热的根本问题还没有解决。所以，身体就只能继续积攒力量，过一段时间再来跟敌人对抗。也正是因为这样，在实际生活中，很多孩子发热吃了退烧药以后，没过多久就又会继续发热。

在此还要提到一个现象，就是孩子吃完退烧药以后，一般会大汗淋漓。这其实就是退烧药的另外一个作用——发汗。一方面，如果身体因为发汗出了太多汗水，那身体的水分也肯定会减少。而补充水分，即将外来的水分变成体液的过程本身就要消耗能量，这样用以抵抗敌人的能量就会减少，身体就表现得更加的虚弱。另一方面，发汗后大汗淋漓的状态在中医上叫作卫表不固，有点像作战时城门大开的状态，如果这时候稍微有点寒邪入侵，孩子就更容易受凉，进而继续发热。

用药目的：缓解不适还是恢复健康？

给孩子正确使用退烧药，要根据用药目的来衡量。

若目的是想让孩子的不适和痛苦尽快地缓解，就可以适当地给孩子使用退烧药。不过请记住，千万不要给孩子叠加使用退烧药！这样非常危险。也尽量不要给孩子交替服用对乙酰氨基酚和布洛芬，因为这样可能会产生较多的不良反应。

若目的是想让孩子尽快地恢复健康，就不要第一时间急着给孩子喂退烧药，因为发热可以说是身体对抗疾病、维护健康的一种高效的反应。发热有利于身体的免疫系统去消灭相应的致病菌和病毒。急着给孩子吃退烧药反而可能抑制免疫系统的活力。

所以，只要孩子的生命体征基本平稳，吃喝拉撒都是正常的，没有出现非常紧急的状况，就可以适当地让孩子的免疫系统在发热的状态中多"锻炼"一下，让发热这颗"子弹"多飞一会儿。但家长同时应该注意，如果孩子本身就有高热不退、精神状况非常不好等症状，还是要及时就医。

帮孩子揉一揉肚子

需要特别指出的是，积食引起的发热最好也不要盲目吃退烧药！因为有很多实际的案例都表明，积食发热，一是吃退烧药可能没什么效果，吃了也退不了热；二是即使退了热，病情也会很快地卷土重来，继续发热甚至热得更厉害。

妈妈，拉不出来啊。

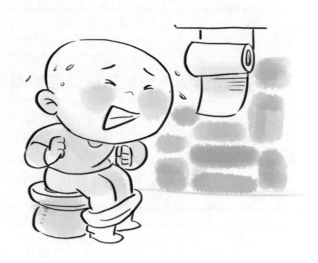

要想知道是否是积食引起的发热，可以从以下三点来判断：第一，积食发热的孩子的口气一般比较臭；第二，积食发热的孩子的肚子会比背要更烫一些，手心会比手背更烫一些；第三，积食发热的孩子大便干臭或者便秘，大便颜色偏深、偏黑，孩子放的屁也非常臭。

这种情况下若先处理好孩子积食这个主要矛盾，发热这个次要矛盾会随着主要矛盾的解决而解决。

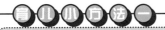

可以多帮孩子揉一揉肚子

围绕着肚脐，采取顺时针方向，轻柔和缓地给孩子揉肚子。这种方式不仅能够增加胃肠的动力，还能给胃肠排出垃圾提供更多的能量。

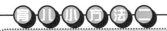

可以采用食疗的方式

可以用焦山楂、焦麦芽、焦神曲、炒鸡内金各 6 克来熬水给孩子喝。炒鸡内金稍微有点苦，如果孩子对其味抗拒的话，也可以稍微加一点红糖或者冰糖。

以上两种方法如果运用得当，都能够帮助孩子排出肚子里的垃圾，只要垃圾排出来就会舒服很多，发热也就会好转了。

第三节　孩子生理性发热，不要过多干预

当我们谈到发热的时候，往往都会认为它肯定是病理性的，都是需要处理或者治疗的。但实际上，还有一种生理性发热，也就是"正常的发热"，如果我们不小心把它当成病来治，那就很可能会影响到孩子的生长发育。

传统中医理论把这种生理性发热称为变蒸；在日常生活里，这种发热则有一个非常形象的称谓——烧长。通俗地理解，就是烧着烧着就长大了。发过热以后，你会发现孩子的某些方面可能会表现出突飞猛进的变化：之前做不了的某些动作，发热后就忽然会做了；之前说不清楚的某些话，发热后突然就能表达清楚了。总之，这种发热后孩子的运动能力和语言能力都可能有较大进步。

德国的育儿专家米凯拉·格洛克勒在她的《儿童健康指南》里面表示，生理性发热就像是一种优良的教育方法，会让孩子的身体变得更好，心理变得成熟，从而进入一个新的、更加稳定的发展阶段。另外，中国中医科学院的专家把变蒸和美国著名儿童心理学家盖塞尔关于生理性发热的研究进行对比，发现这种正常的发热是有周期的，并同样认为它能够提高孩子的运动能力和语言能力，如果我们不论青红皂白地去干预，很可能会弊大于利。

所以，孩子如果只是生理性发热，没有其他症状，我们就最好不要去过多干预，否则可能会给孩子的身体添乱。若是打乱了孩子的身体的自然节奏，打破了其内环境的平衡，那么孩子以后的成长也可能会受到不良的影响。

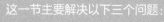

这一节主要解决以下三个问题：

第一，什么是生理性发热？

第二，如何辨别生理性发热，它跟平时说的病理性发热有什么区别？

第三，生理性发热的处理原则是什么？

生理性发热是生长发育的自然周期

　　树木都有年轮，而年轮的产生，是树木本身生长速度的不均匀造成的。春夏之际，树木长得快一点，它的木质就会相对稀疏一些，对应地，年轮的纹理就会比较宽；秋冬季节，树木的生长又变得缓慢一些了，木质会变得比较紧密，那相应的年轮纹理就会显得窄一些、细一些。

　　如果把时间段再拉长一点，从季节拉长到年份，就会发现，有些年份因为气候条件比较好，很适合树木的成长，这一些年份的年轮看起来就更宽；而另一些年份因为气候条件比较差，树木的生长会受到抑制，那对应的这一些年份的年轮看起来就会更窄。所以，从树木的成长来看，它其实是一种波浪式的上升，是一种螺旋式的前进。

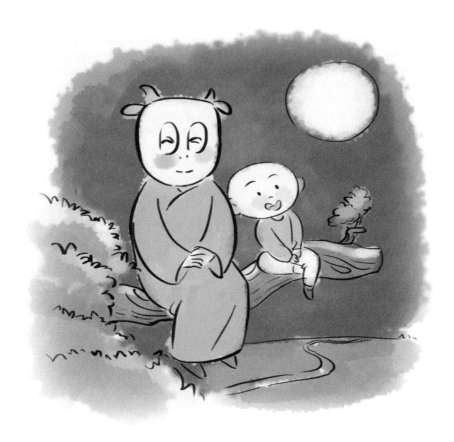

孩子的成长过程也是如此，从他出生到性成熟的过程里，成长的速度并不是完全一致的。《黄帝内经》有言："丈夫八岁，肾气实，发长齿更。二八，肾气盛，天癸至，精气溢泻，阴阳和，故能有子。"这说明男孩子 8 岁和 16 岁的时候，都是生长发育的关键节点。到了这些生长的关键节点，他的身体和心灵就可能会经历这种"突变"的过程。

传统中医还认为，孩子从出生到 2 岁这一阶段，可能会经历化茧成蝶一样的"脱胎换骨"，这时候其身体的反应比平时剧烈一些——孩子的身体状况就像钱塘潮一样，定期会有潮起潮落。涨潮时，身体的正气被鼓动起来，气血活动加速，新陈代谢会更加旺盛，这种状态的外在表现，有时候就会类似于发热。

现在我们已明白，这其实就是一种生理性的发热，它是生长发育自然周期的一种表现，它能够帮助孩子进入一个新的、稳定的发展阶段，是孩子运动能力和语言能力将会迅速提高的预兆。我们应该顺应和适应它，而不是去对抗它。

如何判断生理性发热

辨识孩子是否是生理性发热，我们需要掌握以下几个要点：

第一，生理性发热的温度不会特别的高，一般不会烧到 40 摄氏度以上。

第二，生理性发热一般都没有其他症状。其他症状主要是指感冒或者积食表现出的一些症状。感冒的症状比较好判断；积食的症状则主要是口气比较臭，大便比较干实密结，放的屁非常臭，孩子的肚子比背部更热、手心比手背也更热一些。

第三，排除了这些病理性症状后，还可以去摸一摸孩子的屁股和耳朵。一般来说，生理性发热的孩子，他的屁股和耳朵这两个地方的温度要比身体的其他部位凉一些。

第四，还可以从孩子发热的时间周期来判断。从孩子出生的日期开始算，以 32 天为一个周期，生理性发热一共要经历 10 个周期。所以，可以简单地算一下，总的日期是 32 的倍数，相差一两天或两三天也问题不大。如果这个时候发热又没有其他生病的症状，那就可以考虑是生理性发热了。

最好的处理就是不乱处理

一旦发现孩子是处在生理性发热的状态，我们就应该明白，这时候最好的处理就是不去乱处理；最好的治疗，就是不去乱治疗。

孩子身体里要"涨潮"，偏偏不让涨，孩子的身体和心灵要螺旋式上升，偏偏不让上升，结果就会导致孩子的健康受到影响。这就类似于人类乱砍滥伐，破坏森林和生态环境，刚开始并不觉得有什么不良影响，但是时间一长，就会知道后果非常严重。

值得一提的是，家长也不必陷入另外一种焦虑，就是到了生理性发热的周期担心孩子不发热，这其实有一点杞人忧天了。因为很多时候，孩子生理性发热时，各种体征变化并不会特别明显，或者发热可能出现在晚上，早上醒来的时候就已经退烧了，家长根本就察觉不了。所以，不要过度担心。

这也提醒我们，作为家长还需要多学习，因为只有多学习、多了解孩子身体和心灵的特点，以及疾病的知识，并且在日常生活中学会观察孩子吃喝拉撒睡的情况、出汗的情况、舌苔的情况、情绪的变化等，才能保证在孩子生病的时候不误判孩子的情况、耽误孩子的治疗。

第四节　发热是我们的朋友

发热是我们的敌人还是朋友？对于这个问题，很多家长的第一反应都会觉得发热是我们的敌人。因为从最直观的感受来讲：发热会让孩子非常难受、痛苦，进而导致家长甚至整个家庭都陷入痛苦和焦虑的情绪里，还可能会影响家庭关系的和谐。

另外，由于接收到的信息比较杂乱，我们还可能陷入一个认知上的误区，认为发热很容易导致脑膜炎、肺炎等听上去非常可怕的疾病。于是我们就会更加恐慌，就会想尽一切办法去"扼杀"掉发热。但其实，发热在很多时候是我们的朋友，而不是敌人。

俗话说，良药苦口利于病，忠言逆耳利于行。很多时候，朋友给我们的建议听起来可能有点难以接受，但我们需要用智慧把真正对我们好的建议分辨出来。

发热就是这样一个好朋友，它表明孩子的身体正在努力克服困难，正在努力排出长期堆积在身体内的垃圾，正在努力排出导致身体生病的各种有害物质。所以，我们应该珍惜发热这个朋友，好好地听取它的建议。

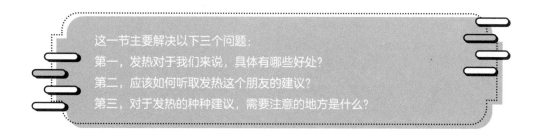

这一节主要解决以下三个问题：
第一，发热对于我们来说，具体有哪些好处？
第二，应该如何听取发热这个朋友的建议？
第三，对于发热的种种建议，需要注意的地方是什么？

发热能帮助身体解决长期积累的问题

发热这个朋友对我们来说，至少有三大好处。

第一，发热对我们的身体来讲是一个非常重要的信号。比如，受寒发热是在告诉我们，身体正在遭受外敌入侵，也就是身体的免疫系统正在和外来的致病因素进行非常激烈的斗争。积食发热呢，是在告诉我们，肠胃里边堆积了很多不需要的垃圾，要赶紧排出去。生理性发热则是在告诉我们，孩子的身体已经准备好迎接一个加速成长的过程了。

第二，发热能够帮助我们解决身体长期以来积累的一些问题。比如，孩子喂养不当，让孩子身体里堆积了很多的垃圾，就可能导致孩子出现长期咳嗽、大便干结、胃口差等问题。但是，如果家长能够给到孩子正确的养护和调理，那很可能孩子会突然发一场高热，把这些堆积在身体里面的顽固病邪通通排到体外。

这个排病的过程就有点像是经历了好一阵子阴霾寒冷天后，突然出了一天的大太阳。这个时候正好可以把被子放到太阳底下晒一晒，晒死被子里的螨虫、致病菌，让被子重新变得暖融融、干燥、清爽。孩子经历发热的过程也和晒被子是类似的，也会让身体重新变回健健康康的、充满活力的状态。

其实，能偶尔发热的孩子，身体状况是比较好的，正气还很足，也就是说他的免疫力还不错。关于这一点，我们可以去观察一下，成年人，尤其是老年人就特别不容易发热，因为成年人的问题往往就是积累很久的慢性病，要把这种病邪排出体外真的是不太容易。

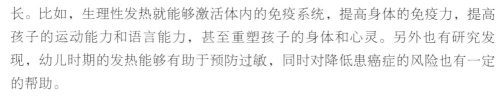

第三，发热有利于孩子的成长。比如，生理性发热就能够激活体内的免疫系统，提高身体的免疫力，提高孩子的运动能力和语言能力，甚至重塑孩子的身体和心灵。另外也有研究发现，幼儿时期的发热能够有助于预防过敏，同时对降低患癌症的风险也有一定的帮助。

从这些方面来讲，发热这个朋友真的是非常贴心。

对待发热，要抓住机会排病

既然发热是我们的朋友，那就应该听取这位朋友的好建议，迅速抓住机会去排病。而孩子一发热就用退烧药来处理的方式，会阻断身体发热时所启动的免疫机制或防御机制，同时这也和身体本身通过发热来排病的方向是相反的，会阻断排病的过程。所以，再次重申，孩子发热的第一时间里，尽量不要立即吃退烧药来退烧。

至于排病，我们可以简单地将其理解为是把身体里面堆积的垃圾排出去的过程。

具体的做法是，受寒感冒的时候，正邪斗争发生在体表的部位，可以通过让孩子微微发点汗的方式，比如泡脚或者是吃点温热的食物，让孩子把寒邪通过出汗的形式排出去，孩子很快就可以恢复健康。

积食发热的时候，这种正气和邪气的斗争发展到了胃肠道等消化系统的部位。这时候就应该通过消积食、通便的方式将垃圾排出体外。比如，可以给孩子揉揉肚子或者用一些对症的食疗方给孩子食用，帮孩子消积食。

生理性发热出现的时候，说明孩子正在加速成长，这时候家长一定要淡定，切不可胡乱干预，但应留心观察孩子的吃喝拉撒睡等情况是否正常。

留心孩子发热是否过度

如果家长还是不太能判断清楚孩子发热到底是受寒发热、积食发热、生理性发热还是其他的发热，也可以先给孩子喝一点温的淡盐水，帮助他补充一下水分和电解质。

这时候家长们还要多留一点心，注意孩子的发热会不会烧得太高了；发热虽然是我们的朋友，但在特殊的情况下也还是可能会反应过度的。一旦孩子发热过久了、烧得过高了，身体里的水分就可能消耗过多，从而导致身体受到不必要的伤害。比如，孩子发热了，高热不退，同时还有昏睡、精神状况不好等情况，这个时候就一定要及时去医院就医，而不能盲目地在家里坚持了。

科学研究显示，一些正面的情绪能够刺激免疫系统，帮助免疫系统打败入侵的敌人。反之，焦虑、愤怒、害怕等负面情绪，则会削弱免疫系统。所以，在关注孩子发热时身体状态的同时，家长还应该多学习育儿的相关知识，避免不必要的焦虑，以助于带给孩子更多的温暖和关怀，让孩子在发热的时候更能感受到一阵阵爱的暖流。

第五节 孩子发热，很多时候输液或使用抗生素都是不恰当的

世界卫生组织（WHO）推荐的用药原则是："能不口服就不口服，能口服就不肌内注射，能肌内注射就不静脉注射。"但是，目前的状况却是，静脉注射（输液）常常成为医院临床为患者提供或患者要求的一种首选给药方式。

根据中华人民共和国国家发展和改革委员会 2009 年的数据显示，我国每年人均输液 8 瓶，远超过国际平均水平的 2.5 ~ 3.3 瓶，并且，80% 的输液都和抗生素相关。

因此，2015 年 10 月开始，中华人民共和国国家卫生健康委员会（以下简称"卫健委"）正式发文提出，要严格控制辅助用药，规范临床上静脉滴注辅助用药的方式。随后，12 个省也陆续出台了关于取消或限制门诊输液的规定，但效果不太理想。2019 年元旦开始，在《"健康中国 2030"规划纲要》和《遏制细菌耐药国家行动计划（2016—2020 年）》指导下，新一轮的限制输液和抗生素使用的规定又出台了。

在这样的一个背景下，家长有必要明白输液和抗生素的作用，不去"迷信"它们的疗效，并且要在孩子发热的时候，正确地面对输液和抗生素等治疗方式，避免陷入育儿"坑"。

这一节主要解决以下三个方面的问题：
第一，抗生素的作用原理是什么？它对人体的利弊为何？
第二，输液治疗发热的原理是什么？为什么它能快速退烧？
第三，孩子发热的时候，应该如何看待使用抗生素和输液等治疗方式？

抗生素：杀灭细菌，也可能导致菌群失调

抗生素可以说是 20 世纪最伟大的发明之一，因为它拯救了无数人的生命，但同时它也是一柄双刃剑。

抗生素对我们有利的一面是，它能够杀灭或者是抑制特定的细菌群落，从而治愈很多感染类的疾病。所以，在临床上，如果清楚地知道孩子是感染了哪些细菌或者是哪类细菌，那么正确地、有针对性地使用特定抗生素，可以迅速地抑制、杀灭致病菌，帮助孩子恢复健康。

抗生素对我们不利的一面是，如果长时间或者是过多地使用，就会在人体内产生耐药菌。因为细菌这个群体也像人类一样会慢慢适应外部环境的改变。当细菌遇到特定的抗生素时，大多数都会被杀死，但也有一些细菌可能因某些优势而成为漏网之鱼。久而久之，带有这种优势的细菌也就能够生存繁衍下去，一代又一代，最终使存活下来的细菌都具有了耐药性。

另外，抗生素的滥用也可能导致超级细菌的产生，导致人体菌群失调，菌群失调以后，人的很多正常的生理活动就会受到影响，比如没有食欲、消化不良。在人体内，人和细菌其实是一种共生的关系，人和细菌共同构成了一个健康的人体生态循环。如果长期使用或者过度使用某种抗生素，体内的有益菌和有害菌都可能被消灭掉，这样就会导致体内原来的环境、原来的菌群失衡。

所以，一定要按规定使用抗生素，不要滥用。当然，在实际的临床治疗中，医生也会考虑很多其他因素，家长不用特别纠结，只要注意做到以下两点就可以了。

第一，不要自己在家随意使用抗生素。抗生素药是处方药，要有医生的处方才可以买，但是很多家长根据自己的过往经验，孩子一生病就买来给孩子吃，这肯定是不对的。我们一定要去正规医院，得到医生许可才可使用抗生素类药物。

第二，如果孩子有长期的咳嗽，孩子的脸色和唇色都偏白，手脚偏凉，同时又有长期不规范使用抗生素的历史，那么家长一定要注意了：可能需要换个更靠谱的医生或是去更靠谱的医疗机构咨询，避免长期的失治和误治。

输液：快速治疗发热的假象

很多时候之所以会把输液作为治疗孩子发热的一个首选方式，主要有两点原因。

第一，作为家长，我们一般对抗生素、输液的认知不够，同时我们看到孩子发热难受又非常焦虑，就希望孩子的体温能迅速降下来以缓解孩子的不适。有些心急的家长带孩子就医的时候还会这样跟医生说："医生，求你了，我孩子的体温已经烧这么高了，您赶紧给他挂水，让他快点降温。"

第二，输液对于发热来说，它的表面效果非常好，因为孩子的血容量本身就少，如果用这种冰冰的液体输入到体内，体温当然会快速降下来。但结合前面几节内容我们应该明白，输液治疗发热比较快其实就是一个假象。

所以，总结起来就是一些家长的不合理要求、个别经验不足的医生的无原则妥协，还有看得见的"治疗效果"，共同导致孩子的健康受损害。

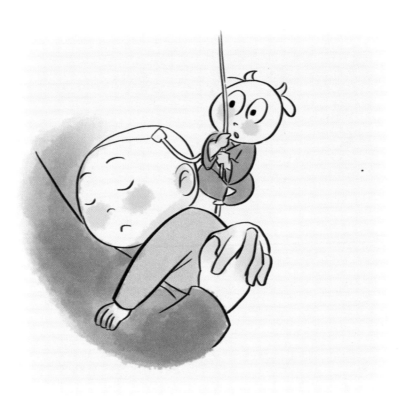

能吃药就不要打针，能打针就不要输液

要正确地对待输液和使用抗生素的问题。首先，我们应该尽量地遵循正规医院的医嘱，如果需要输液，尽量不要到很小的诊所去做输液治疗。其次，与其去静脉注射葡萄糖和氯化钠溶液，还不如给孩子喝一点淡的糖盐水或者是加一点盐的米汤，它们的效果其实跟输液是差不多的，并且孩子还没有那么不舒适的感受。但是如果这时候孩子进食比较困难，为了维持其身体的正常能量代谢和补充能量，还是需要输液的。

请记住，我们所秉持的原则是能吃药的时候就不要打针，能打针的时候就不要输液。

小结与答疑

本章小结

这一章一共分享了五个孩子发热时家长可能掉进去的"大坑"。

第一个坑：在孩子发热的第一时间选用冰冰贴。 因为用冰冰贴给孩子降温，尤其是针对孩子最常见的受寒发热，不仅效果有限，还可能拖延孩子的病程，导致医生误诊。

第二个坑：孩子一发热，家长就给孩子吃退烧药来降温。 大部分情况下，退烧药只能让孩子的身体稍微舒服一点，让家长对孩子生病的焦虑和恐惧稍微缓解一些；但其实退烧药对于治疗疾病的根本、促进机体的恢复，不仅效果有限，还有可能带来一定的副作用。

第三个坑：如果不小心把正常的生理性发热当成病来治，很有可能会干扰到孩子生长发育的规律。 生理性发热也叫变蒸，如果强制地去给孩子退烧，强制地去干预，那么孩子螺旋式上升、波浪式成长的客观规律很有可能会受到影响。

第四个坑：把发热当作敌人，一味地去压制它。 发热对于我们的身体而言只是一个信号。大部分情况下，发热就像是身体的一个忠实的老朋友，正在给我们提供一些"逆耳"的建议，而这些建议都有助于我们治疗疾病，有助于促进孩子的健康成长。

第五个坑：滥用抗生素等药物或滥用输液等方式治疗孩子的发热。 长期输液、滥用抗生素会损耗孩子的身体机能，破坏身体正常的免疫功能，导致孩子的体质变得越来越差，并且也有可能造成其他更严重的疾病。

另外，本章还总结了三种发热的类型以及相应的处理方式。

第一种是受寒发热。受寒发热通常的表现是孩子的舌苔比较薄白，流清鼻涕，打喷嚏，怕冷，而且身上没什么汗。一旦我们确定了孩子是受寒发热，那处理的首要原则就是让孩子微微出一点汗。让孩子微微出汗的方法则有用艾叶煮水来泡脚，或者是给孩子喝点葱白淡豆豉汤。

第二种是积食发热。通常来说，积食发热的孩子舌苔比较厚腻，口气也比较重，大便有的时候会发干，颜色一般偏深，而且闻上去特别臭。除此之外，

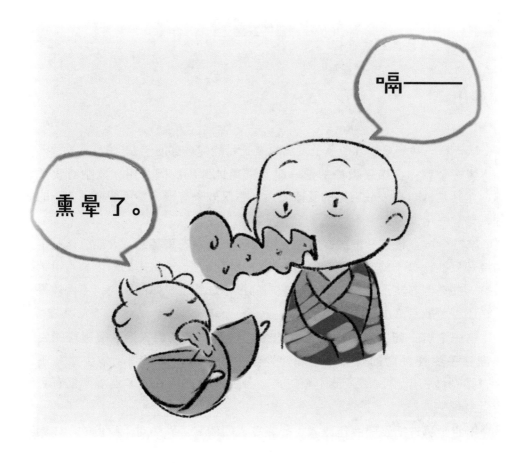

孩子的肚子摸着会比背烫一些，手心也比手背更烫一些。处理的原则就是，帮助孩子尽快把肚子里的垃圾排出去。所以，我们可以轻柔地去按摩孩子的肚子，或者也可以用焦山楂、焦麦芽、炒鸡内金等消食化积类的药食同源的物品来帮他一把。

　　第三种是生理性发热。一般来说，它的温度不会特别高，不会超过40摄氏度；也没有其他明显的症状出现，只是发热；孩子的耳朵和屁股的温度相对于其他地方而言，是稍微偏凉的。这时候，不乱干预就是对孩子的最好帮助。

常见问题答疑

家长问：受寒发热和积食发热会同时出现吗？如果会的话，应该先处理哪个呢？

答：受寒发热和积食发热会同时出现，并且经常同时出现。优先处理哪个，实际上不用去严格区分，可采取一并处理的方式，双管齐下——在处理堆积在身体里的垃圾的同时，微微发一点汗。同时，在饮食上还需要注意吃一些比较好消化的食物，减轻胃肠的负担。这样，孩子的发热会好得更快一些。

家长问：孩子长牙时出现的发热需要处理吗？

答：长牙时的发热基本上属于生理性发热，密切观察孩子的状况就好了，不需要做额外的处理。但是呢，家长也别太大意了，孩子长牙的时候，如果同时观察到孩子也有受寒、积食的表现，那也是需要去做处理的。家长还是要擦亮自己的眼睛，认认真真鉴别，及时处理孩子其他类型的发热。

家长问：发热时要多喝热水吗？

答：总体来讲，喝热水对发热确实有一定的帮助，但是家长还需要把握一个喝水的总原则，如果孩子发热的时候喜欢喝水，就可以让他多喝点水，如果孩子不太喜欢喝水，就不要硬给他灌。

因为孩子的感觉非常灵敏，如果他的身体需要水，他就会告诉你。我们不应该只是靠外部的各种指标来判断孩子是否需要喝水，还要根据孩子自己的感受和感觉来判断。

对于那些特别小、不会表达的孩子，也可以试探性地给他们喂些水。如果孩子愿意喝，那就再喂一些，如果孩子不愿意喝，就不要强行给孩子喂水了！

家长问：经常听到老一辈说，发热的时候要捂在被子里发汗，这样有道理吗？

答：需要分情况来对待。

捂汗对受寒发热有一定的作用，如果微微发一点汗，正好可以帮助身体排出寒邪。但是，通常来说，捂汗不太容易把握好度，很有可能让身体出过多的汗，这样就得不偿失了。另外，捂汗这个方法针对积食发热和生理性发热没有什么太大作用，属于帮倒忙、瞎出主意。

所以，并不推荐家长给发热的孩子捂汗。

家长问：孩子发热，看着他好像没有别的什么不舒服，就是呼吸比较急促，这样要紧吗？

答：孩子本身心跳是比较快的，再加上发热的时候身体的代谢速率会更快，需要消耗更多的氧气，所以，这时候孩子的心跳和呼吸频率也会加快，这是正常的现象。此时，如果孩子没有其他不舒服的状况，精神比较好，那就可以在家继续观察。

但是，如果孩子的呼吸很急促，上气不接下气，甚至出现嘴唇发紫的情况，就需要及时就医，不要再待在家里自行处理了！

家长问：我女儿每次发热都会手脚冰凉，体温"蹭蹭蹭"地增高，都是高热，40 多摄氏度都有，身体发烫，一直喊妈妈，眼神很"空洞"，这种状况真是令人害怕，很怕她烧傻了。我应该怎么办呢？

答：人体的健康问题是非常复杂的，人体发热的原因除了我们讲的这些常见的原因之外，还有很多种；每个孩子的体质也是千差万别，有的孩子长得很壮实，怎么折腾都不会生病；有的孩子则体质很差，稍不注意就生病了。所以，有时候孩子的情况很复杂，家长自己还不太能够判断准确，就一定要及时就医，不要耽误了治疗。

我们家长应该边学边积累经验，在孩子的紧急症状缓解之后，再去慢慢做调理。

羊爸爸寄语

说到学习、积累一点医学的常识，并不是想让我们成为专业的医生，这就像学做菜也不一定是想成为专业的厨师一样。只是说，一旦我们有了一定的医学常识，在面对一些常见病的时候，作为孩子的家长，就能够更加淡定，并且能够区分出轻重缓急，给孩子一个合适的、正确的处理，不帮倒忙。家长们若能做到这一点，其实已经很不错了。

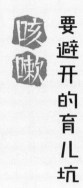

咳嗽 要避开的育儿坑

第二章

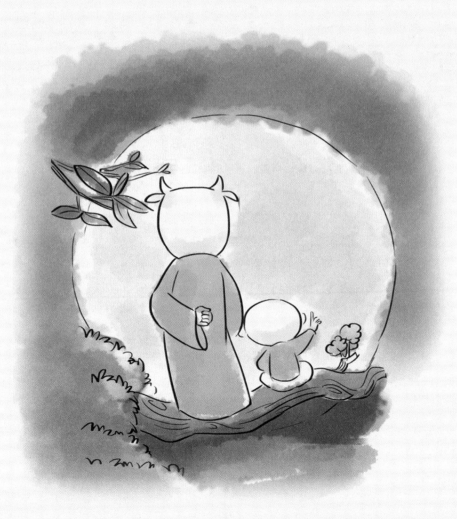

第一节　孩子咳嗽老不好，多半是肺热？

"孩子咳嗽老不好，多半是肺热"这句广告词真的是"深入人心"，有些家长听了这句话后，孩子一咳嗽，就盲目地给他用寒凉药清热，这样很有可能导致孩子受到不必要的伤害，因为有时候孩子的咳嗽虽然夹杂一点热的症状，比如咽喉肿痛、痰微黄，但其有可能是随着寒邪的深入，病情的发展，正邪力量的变化而导致的——实际上它根本的原因是有寒邪。

因此，如果不分清楚寒热的概念，就直接给孩子服用一些寒凉的药物；不管是中药还是西药，对于孩子来讲，都可能会受到额外的伤害，甚至会导致咳嗽迁延不愈，还有可能引发支气管炎、肺炎等更加严重的疾病。

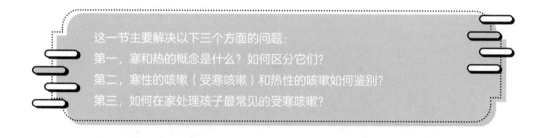

这一节主要解决以下三个方面的问题：
第一，寒和热的概念是什么？如何区分它们？
第二，寒性的咳嗽（受寒咳嗽）和热性的咳嗽如何鉴别？
第三，如何在家处理孩子最常见的受寒咳嗽？

寒热的概念：林黛玉与张飞

寒热是中医里一个非常复杂的概念，对于普通家长来说，要彻彻底底、明明白白地搞清楚，可能只花一两天的工夫是很难实现的。这里出于实用的考量，可以把寒和热简单理解为身体所处的一个状态。尽管《周易·系辞上》有言"书不尽言，言不尽意"，但我们还是可以用更加通俗易懂的词语来描述寒和热具体呈现的状态。

冰冷的、下沉的、缓慢的、凝滞的、收缩的、平静的、封闭的、苍白的、低调的等形容词的集合可以用来描述身体所处的"寒"的状态；而温热的、上升的、快速的、宏大的、扩张的、热烈的、开放的、红肿的、火爆的等形容词的集合则可以用来描述身体所处的"热"的状态。

再形象一点，还可以把寒的身体表现看成是林黛玉那样的状态：面色比较苍白，怕冷，说话的时候通常有气无力，吃什么都没多大胃口，手脚比较凉。而热呢，看起来就更像是张飞那样的状态：脸色和嘴唇都比较红，精神好，像"打了鸡血"一样，精力旺盛，怎么也用不完，声如洪钟，喘气声很大，嘴巴也有可能很臭，平时可能喜欢喝凉水，甚至冰镇的饮料，手脚也比较热。

至于肺寒和肺热的概念，就属于中医辨证里面非常细分的领域了，家长不用去特别纠结、钻牛角尖，只需要简单地区分出身体大环境的寒和热就可以了。因为一旦寒热这个大方向分清楚了，寒性的咳嗽和热性的咳嗽也就好区分了，就可以更好地去给孩子做合适的护理。

寒热咳嗽鉴别：怕冷与怕热

简单地说，寒性的咳嗽指的是孩子咳嗽时正处在寒的状态当中。如果仔细观察孩子的症状，就会发现孩子有流清鼻涕，打喷嚏，怕冷，手脚比较凉，咳嗽比较无力，有时候有痰但是不容易咳出来或者咳出来的痰液颜色一般偏白，黏液比较多等看起来比较冰冷的、下沉的、缓慢的症状。

热性的咳嗽指的是孩子咳嗽时正处在热的状态当中。比如有流黄、浓的鼻涕，怕热，嘴唇比较红，手脚温热，咳嗽也很有劲，或者是干咳，或者是咳出来的痰液颜色偏黄，还可能有嗓子发干、发炎、喉咙疼等一系列看起来比较温热的、上升的、快速的、热烈的症状。

还有一点要注意：咳嗽的细分种类实际上还有很多，以上两种情况也有可能同时或者交替出现，这种情况就更加复杂，若遇上，直接交给靠谱的医生处理就好了。作为家长，我们只要了解了寒性的咳嗽和热性的咳嗽有哪些不同，就有助于护理好孩子了，至少大方向上不会出错。

如果不辨清楚孩子咳嗽是寒性的还是热性的，则很有可能会帮倒忙：当孩子本身处在一个热的状态，我们还用温热的药或者温热的方法去做护理，就会火上浇油；当孩子本身处于一个比较寒的状态，我们还用一些寒凉的方法来护理孩子，比如给孩子用一些寒凉的药或者一些寒凉的方法，这就属于雪上加霜了。

不论是火上浇油，还是雪上加霜，对于孩子来说，都会导致更加严重的后果，所以，关键是辨清楚大方向上的寒和热的状态，只要大方向是正确的，就不会让孩子偏离健康的道路太远了。

处理受寒咳嗽：搓背、喝生姜红糖水

下面针对受寒导致的咳嗽，介绍两个简单实用的小妙招。

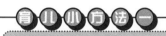

搓背

先让孩子趴在床上，或者也可以采取其他让孩子感觉比较舒服的姿势，只要充分暴露出背部就行了。接着用手掌沿着孩子脊柱的两侧上下来回地搓。然后沿着孩子的两边肩胛骨下沿左右来回地搓。

搓到什么程度呢？以孩子皮肤微微发红，然后孩子觉得有点温热的状态为准。这里需要注意的是，要在孩子吃东西之前或者是至少吃东西半个小时以后再搓，不要在孩子吃得很饱的时候去搓。如果孩子怕冷，可以隔着薄的衣服来搓，或者把手伸进孩子的衣服里边去搓，力度上要轻重合适，以孩子可以接受为准。

这样搓背的目的，主要是通过对背部穴位的刺激，让孩子更容易把痰液等垃圾排出来。

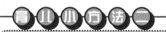

生姜红糖水

可以熬生姜红糖水给孩子喝，它适合四岁以上的孩子。

具体选材的时候要注意，生姜应选用我们做菜用的老姜，而不是嫩姜，一般四五岁的孩子用 10 ～ 20 克，五岁以上可以用 20 ～ 50 克。红糖的量跟生姜的量差不多就可以了。

熬的过程中，加水量一般是生姜和红糖的 2 ～ 3 倍，先烧开，然后小火熬个 20 分钟。煮好之后，给孩子当茶喝就好了。

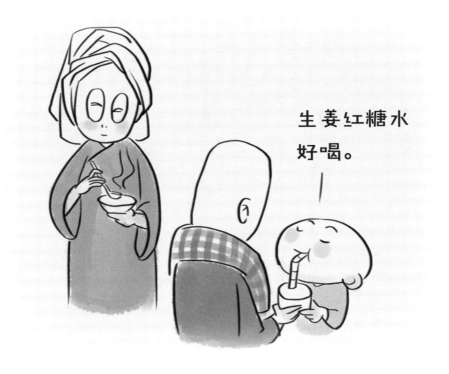

生姜红糖水好喝。

另外，前面讲过的葱白淡豆豉汤，也非常适合寒性咳嗽的孩子饮用。

第二节　孩子咳嗽老不好，只是肺出问题了吗？

孩子咳嗽的时候去医院检查，如果稍微严重一点，一般都会被要求拍 X 线片，检查肺的纹理有没有变粗、有没有阴影等情况，所以一提到咳嗽，很多家长都下意识地以为是孩子的肺出了问题。

实际上，这个看法很片面，它就是认知上的一个坑。尤其是对于孩子长期咳嗽的这种情况，比如咳嗽一两个月甚至更长时间，它表明的是孩子身体的整体出现了问题，尤其可能是脾胃出现了问题。

如果家长不清楚这一点，还按照常规做法针对肺进行护理，比如，给孩子来个川贝蒸梨，或者烤橘子，或弄点清肺的药吃，又或者是为了增强身体抵抗力，给孩子炖一只老母鸡，这些方法可能都是解决不了问题的。

有时候，孩子咳得凶了，带孩子去医院做雾化，那也可能只是暂时缓解，或者说压制孩子的咳嗽的症状。更严重的是，如果家长只处理肺的问题，还很容易伤害到孩子体内的阳气，也叫正气，让原本就比较虚弱的脾胃更加虚弱。长期这样下去，孩子的免疫力就会越来越差，咳嗽也会迁延不愈。于是，如果气温稍微有一点波动，或者衣服加减、饮食、睡眠稍微有点不合适，孩子的咳嗽就很容易复发。这种情况有可能持续一两年，甚至更长时间。

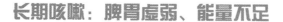

这一节主要解决以下两个问题：

第一，孩子长期咳嗽为什么根源上是脾胃出了问题？

第二，孩子如果出现了长期咳嗽，应该如何正确处理？

长期咳嗽：脾胃虚弱、能量不足

中医学家秦伯未在《中医入门》一书中认为，中医治病是从整体着眼的：人体内脏和体表各组织器官之间的关系是不可分割的；同时环境的变化对人体生理和病理状态有着重大影响。

具体到咳嗽，《黄帝内经》中有这样一句话："五脏六腑皆令人咳，非独肺也。"就是指，除了肺这个脏器或者说呼吸系统出现问题后会导致咳嗽，身体的其他各个系统和脏器出现问题也都会导致咳嗽。

打个不太"严格"的比喻，一般来说，家庭这样一个单位，就是一个完整的、不可分割的整体，如果家里的一个成员心情不太好，发脾气了，那其他的成员也很可能会受到情绪的感染，变得心情低落。也就是说，如果把家庭看作一个整体，其中的各个成员就是相互影响、共同进退的。我们人体也是这样，某一部分出现了问题，绝不仅仅是影响了这一部分，它影响的是整个系统、整个身体、整个人。

孩子长期咳嗽这种情况就很可能是消化系统出现了问题，然后累及肺或者说呼吸系统。老话讲"病从口入"，这种情况最初其实是吃出来的，是平时的生活中喂养不当导致的。

我们都有这样一个生活经验，就是吃完饭之后，一般都会安静地待着或者出去散散步，而不是马上就进行剧烈运动。因为脾胃消化吸收食物需要消耗大量的能量，如果一吃完饭就剧烈运动，原本用来消化吸收食物的能量就会被挪用，那孩子的消化系统就不会好。通常的表现就是孩子经常会叫肚子疼。

长期咳嗽的时候，脾和肺的关系也是类似的，就是因为脾胃消化吸收能量的过程出现了问题，肺就得不到充分的能量供应，排不出肺中的垃圾，最终导致咳嗽的迁延不愈。

具体来说，孩子脾胃出现问题往往是因为给孩子吃得太多了、太好了、太新奇了。

吃得太多了，比较好理解。孩子的脾胃本身就比较娇弱，如果再给他吃得太多，肯定是像小马拉大车一样，不仅跑不快，小马还会被累得半死。

吃得太好了，就是说食物中的高营养物质太多了。当消化系统比较弱的时候，消化不过来，可能干脆就放弃了，那这些食物残渣就会堆积在肠道里，变成垃圾。

吃得太新奇了，就会像水土不服那样，肚子会不舒服，还可能会闹肚子或者呕吐。简单说来，就是如果我们吃得太新奇，脾胃突然遇到了陌生的东西，它也需要时间去调整和适应。

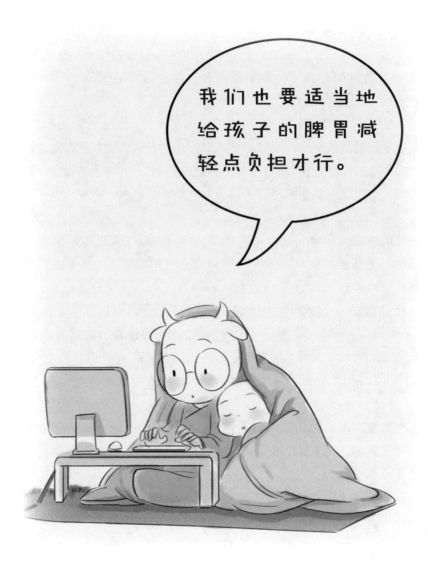

　　这样看来，就是因为家长给孩子吃太多、吃太好、吃太新奇，一阵瞎折腾导致了孩子的消化系统吸收不足，身体也就没有能量去供给全身的各个器官，尤其是肺，或者说呼吸系统。同时，肺就难以清除本该清除的垃圾，这些垃圾逐渐堆积起来，如果刺激到气管，就会引起咳嗽。如果饮食习惯一直不调整，肺的能量总是不能得到充分的保证和供应，一直想排垃圾却排不干净，咳嗽就一直好不了。

　　这时候，家长应该明白，虽然孩子表现出的症状是咳嗽，但其实它的根本原因是脾胃虚弱了，消化系统的能力变弱，导致供应能量的力量不足。

咳嗽要好时：喝点怀山药水

对于长期咳嗽的孩子，我们首先应该知道，如何帮助孩子减轻脾胃的负担。

第一，不要帮倒忙。不要给孩子吃过于辛辣的食物，因为过于辛辣的食物会刺激消化道，还容易吃多。也不要给孩子吃生冷的瓜果、海鲜，因为要消化这些东西很费劲。还有不要给孩子吃特别油腻、甜腻的食物，比如卤肉、蛋糕、烤鸡、巧克力、油炸食物等，它们不仅非常难被消化，还容易堆积在消化道里，导致内热的产生。另外，也不要给孩子乱用药，这很可能伤害到脾胃，徒增脾胃的负担。

第二，一方面要帮助身体把垃圾清除出去，另一方面就是培补孩子的正气。

如果发现孩子有口臭、便秘，舌苔看起来也比较厚，说明消化系统里的垃圾已经堆积很多了，也说明是时候帮助孩子清理垃圾了。所以，可以及时给孩子揉揉肚子，帮他通便，把肚子里的垃圾先拉出去。消化道里面的垃圾少了，自然负担就减轻了。

给孩子培补正气，通常的做法是在消化道里的垃圾清除以后，给孩子喝一点怀山药熬的水。

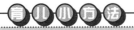

给孩子喝点怀山药水

　　先选用 30 克怀山药。山药主要有两种，一种吃起来比较脆，另一种吃起来比较粉，怀山药是比较粉的这种。然后把准备好的怀山药放入锅里，掺水熬半个小时左右就差不多了。一天之中，把熬好的怀山药水当作茶水给孩子饮用就可以了。

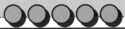

孩子第一天喝完怀山药水后，第二天还可以接着熬，一般需要喝上个三五天。同时，也要记住：任何东西都是过犹不及的，不要一直给孩子喝。

最后，再次提醒大家注意，只有把孩子消化道里的垃圾清除出去之后，再喝怀山药熬的水，才是有效的。如果垃圾没有清除出去，就直接给孩子喝，很有可能没什么效果。

第三节 孩子咳嗽老不好，是因为你在"止咳"

有节目曾报道过一个咳嗽的小男孩，医生给他照胸部 X 线片时发现，小男孩一半边的肺整个都"看不见"了。后来医生通过手术，竟然在小男孩的肺里取出了一种条状的胶冻样物质，展开的时候形状像人参。这个小男孩患的是塑型性支气管炎，而这种胶冻样物质就是痰栓——一种非常非常黏稠的痰。

这种痰栓堵住了小男孩的肺，几乎把一半的肺都堵死了。

这种病的病因至今没有定论，但它很可能是误用止咳的方式来治疗咳嗽所造成的。在实际生活中，多数家长一听到孩子咳嗽就会特别揪心，特别想马上给孩子止咳。正因为如此，见咳止咳，几乎变成了家长的本能。但是作为家长需要知道：单纯的止咳的的确确是育儿路上的一个大坑。

很多育儿书中都明确指出：咳嗽能把堵在孩子下呼吸道的分泌物排出去，而如果没有咳嗽，分泌物就会堵住呼吸道，滋生大量的细菌。

所以，在孩子咳嗽的时候，家长真正应该做的是，帮助孩子把堵塞呼吸道、滋生细菌的痰给排出来。

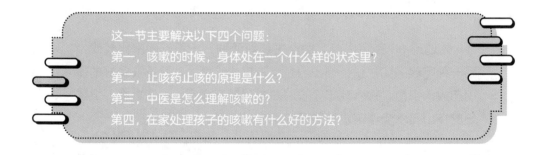

这一节主要解决以下四个问题：
第一，咳嗽的时候，身体处在一个什么样的状态里？
第二，止咳药止咳的原理是什么？
第三，中医是怎么理解咳嗽的？
第四，在家处理孩子的咳嗽有什么好的方法？

咳嗽是在帮助身体排痰

要说到咳嗽时身体所处的状态，就先要了解一下气管、支气管和细支气管里面覆盖的薄薄的一层特殊结构——纤毛。这层纤毛就好像是"清洁工"一样，整整齐齐地排列着，同时也繁忙地工作着，会把进入气管的细菌、病毒等脏东西清扫出去。

纤毛上有或多或少的黏液，就好像是青草上的露珠一样，它会包裹住脏东西，同时纤毛就像传送带一样，慢慢地把这些包裹着垃圾的黏液往外面排。当到达咽喉部位的时候，神经就会受到刺激，身体就会本能地产生轻微的咳嗽反射，最终把这些包裹垃圾的黏液排出体外，这也就是我们看到的痰了。

当出现咳嗽病症的时候，咳嗽反射就会更加激烈。

中医上有句话叫"肺为娇脏，喜润恶燥"，意思就是，肺这个脏器特别娇嫩，它喜欢湿润的环境，不喜欢干燥的环境，并且一旦有过度的刺激，比如闻到辣椒气味或者是一下吸入了很多的烟雾、尘土、过分干燥的空气，气管和支气管就受不了了，纤毛"传送带"的动力就跟不上了。然后气管和支气管就会赶紧发出信号，通过神经"飞鸽传书"到大脑的延髓，请求支援。

大脑收到气管、支气管发来的信号，立即意识到情况很严重，于是马上组织部队，也就是身体里的正气来进行以下抵抗。

首先，大脑会指挥呼吸系统，先吸入大量的空气，声带关闭，膈肌收紧，提高胸腔的压力，然后快速地打开声带，用力把空气给咳出来，希望通过气流把吸入肺部的脏东西冲出去。

其次，大脑会指挥气管、支气管分泌更多的黏液，试图把这些脏东西包起来，免得它兴风作浪，也更容易被咳出体外。

所以，其实咳嗽这个动作是在帮助身体排痰，排出垃圾。

要么止咳，要么让痰液更容易咳出来

目前，市面上治疗咳嗽的常用药大概可以分为两类。

第一类是可待因、右美沙芬、那可丁等镇咳药，它们会抑制咳嗽反射中的某个环节。当身体里发生一系列的"飞鸽传书、组织部队、抵抗敌人"等环节时，这一类镇咳药就会把其中的某一个环节给切断，要么不让"飞鸽传书"，要么不让大脑组织部队，要么不让身体抵抗敌人。总之就是某个环节被切断了，咳嗽也就自然而然不会发生了。

第二类是氨溴索这样的祛痰药物。这类药物能增加呼吸道的分泌物，也就是增加排痰量，同时还能够促进纤毛的运动，让痰液更容易咳出来。

现代医学从现象出发，想到的解决咳嗽的办法，基本上就是如此：要么抑制咳嗽反射中的某个环节，要么增加排痰量，促进纤毛运动。

顺应身体本能，从源头治理咳嗽

中医并不把现象当作解决问题的凭据，而是会去寻找根本原因，然后针对根本原因来处理——咳嗽一定是有原因的，找到这个原因，去除它，咳嗽自然也就好了。

归纳起来，造成咳嗽的常见的原因及其处理方式主要分为三类：

第一类是有外部的物质入侵。比如灰尘、花粉、细菌、病毒等，中医统称之为外邪。当这些东西入侵以后，身体会加大咳嗽的速度、力度和强度，让咳嗽更有劲，把这些外来的异物通通排出去。

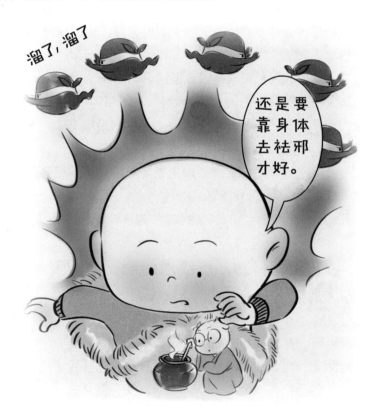

第二类是身体里面垃圾堆积过多。当脾胃功能比较差的时候，身体会堆积很多垃圾，这些垃圾也会堆到气管、支气管的内壁，也就是中医里讲的"脾失健运，痰湿内生"。如果这些垃圾长期待在肺里，也会腐败，滋生细菌，咳嗽也就拖得很久，可能越来越严重。这时候一方面需要好好给身体做清扫工作，另一方面需要从源头上治理，提高脾胃的功能，少产生垃圾，那咳嗽自然也就好了。

第三类是纤毛的排出能力受限。纤毛正常运动时就像清水里的水草一样摆来摆去，如果水过分黏稠，它的摆动就会受到限制。比如，肺热的咳嗽，因为体内的某些部位，尤其是气管、支气管这一带太热了，热得"土地"皲裂，刚分泌出来的黏液就变黏稠、变干了，纤毛就无法自由地摆来摆去，传送垃圾。这时候如果把导致身体发热的因素给去除了，纤毛就能恢复自然的摆动，也就能够把垃圾通通排出去了，咳嗽也自然就痊愈了。

所以，中医的办法不是对抗身体，而是顺应身体的本能，找到根本原因，从源头上做治理。当然，在细分咳嗽类型的时候，中医上有非常详细的分型，比较复杂，这里就不详细展开了。我们只要知道应对孩子咳嗽的正确大方向，不去拖后腿，不帮倒忙，就已经足够了。

祛痰止咳：花椒蒸梨和搓背

孩子常见的咳嗽相对来讲比成年人要简单很多，下面有一些很好的小妙招，可以帮助孩子排出气管、支气管里面的痰液。

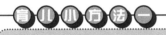

食疗小方：花椒蒸梨

　　取一个梨洗净，切开，再取花椒二三十粒，最好是四川产的青花椒，放入梨子里。然后上蒸笼蒸 20 分钟左右，蒸好后给孩子吃梨喝汤。
　　这个食疗方祛湿润肺，寒热并用，几乎适合于所有外邪导致的咳嗽，尤其适合小孩子咳嗽的初期。

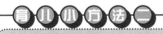

搓背
　　让孩子趴下，用手掌沿着孩子的脊柱两侧以及脊柱这三条线，上下来回地搓，再沿着孩子两边肩胛骨下沿左右来回地搓，待皮肤搓热或者搓红就可以了。

这两个小方法都十分简单实用，真心希望家长能掌握它们，在家正确护理好咳嗽的孩子。

第四节　孩子咳嗽刚好，就可以"嗨"了吗?

　　在一首经典歌曲里面有这样一句歌词：爱恋不过是一场高烧，思念是紧跟着的好不了的咳。意思是思念就像咳嗽一样断断续续的，总是好不了。

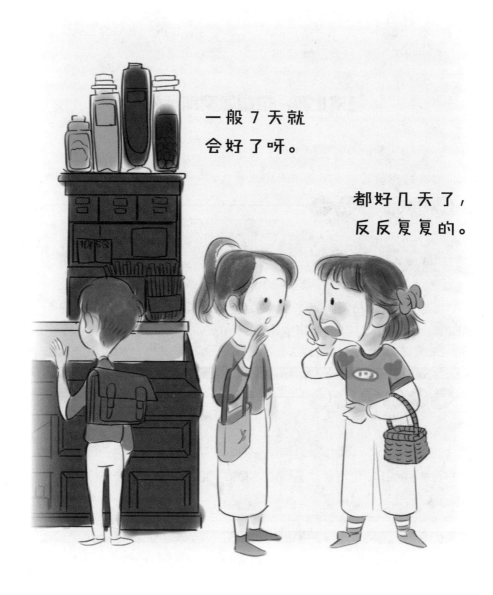

一般 7 天就
会好了呀。

都好几天了，
反反复复的。

这句歌词可算是很有生活经验的总结了——很多时候，我们在该跟"咳嗽"分手的时候总会陷入犹犹豫豫、瞻前顾后的怪圈。很多家长大概都有这样的感受，因为担心孩子，当孩子刚刚从咳嗽中恢复健康的时候，总想去弄点好东西来给孩子补补，想把孩子变虚弱的身体给补回来。

实际上，这种做法从中医的角度来说是有问题的，它就是育儿路上的一个大坑。俗话说"杀敌一千，自损八百"，虽然孩子刚刚从咳嗽的战场上凯旋，但这时候他还是比较虚弱的，尤其是脾胃的消化能力比较弱，所以，这时候孩子需要的其实是休养生息。如果家长这时候马上带他去"嗨"，去大吃大喝、大鱼大肉，那孩子可能很快又会咳嗽起来，而且病程也会拖得很长。

这一节主要解决以下两个方面的问题：
第一，咳嗽刚好的时候，身体的状态如何，它和补益的关系如何？
第二，咳嗽刚好，应该怎样帮助孩子完全调理好身体？

咳嗽初愈：应该好好休养 7 天

中医有一句话叫"虚不受补"，意思是指人在疾病初愈的时候，或者是身体状况不太好的情况下，就无法进补营养太高的食物。

为什么会这样呢？就咳嗽这个病症本身来说，孩子咳嗽刚好的时候，身体里的气血还不太足，脾胃的消化能力也比较弱，还没有完全恢复到正常的状态，这时候孩子是没有足够的能量来消化那些营养丰富的食物的。而且，补品很多都是滋腻之品，食用后反而会加重脾胃的负担，出现消化不良等症状，孩子身体的免疫力也会受到影响，就更容易导致咳嗽反复。

举一个通俗点的例子。当一个人做了手术以后，医生一般会让他先吃软质的流食或半流食，比如粥、面汤、米汤之类的，而且要小口小口地吃，还不能吃得太急。这时候，如果一上来就给他大鱼大肉——先来一块红烧肉，再来条糖醋鱼——肯定很容易出问题，因为身体刚刚经历了剧烈的消耗，脾胃的消化能力还没有恢复到正常的水平。

咳嗽初愈的时候也是一样的情况——身体里的军队刚刚打了胜仗，若未得到休养生息，马上就去进行下一场战斗，这个时候打赢下一场战斗的概率就会变得很小。

所以，按照临床经验，一般是建议孩子咳嗽好了之后要休养7天左右。因为只有好好休养、调理身体，孩子才能彻底恢复健康。

调理好身体：减少消耗、补足能量

孩子咳嗽初愈的时候，家长需要帮助他做到开源节流：一方面节省"开支"，另一方面增加"收入"。对应到身体的调理，意思就是一方面要减少身体的消耗，另一方面要补足能量，增加体内的正气。

第一点，减少消耗。

这段时间里，让孩子少用脑，少用眼，少做作业，少用电子产品，这些都是减少消耗的有效措施。

学习很重要，但是学习也不是毕其功于一役的事情，不必急于一时，只有身体养好了才能够事半功倍地学习。要特别提醒的是，在咳嗽刚好的一周之内别让孩子过于伤神。有家长觉得孩子咳嗽好了，应该抚慰一下孩子，就给孩子玩手机或者玩平板电脑之类的电子产品，殊不知正是这种电子产品会大量耗费孩子的脑力，给孩子的眼睛增加负担，所以要尽量少玩。还要尽量避免剧烈运动，少出大汗，尽量避免各种剧烈的情绪波动，这些对孩子节省能量、恢复能量，都是非常有好处的。

第二点，要对孩子的饮食做一些必要的控制。

在孩子咳嗽刚好的前三天，最好不要吃寒凉的水果，也不要吃非常难消化的肉类食物，或者是巧克力蛋糕这种能量非常高、非常甜腻的食物。还有就是鸡汤、鸽子汤这种大补的食物，也不要给孩子喝。

吃什么呢？建议清淡饮食。平时，很多人理解的清淡饮食可能只是不加辣椒的食物，但其实真正的清淡饮食指的是比较容易消化的食物，比如面条、米粥、面汤、当季的蔬菜，等等。

当然，每个孩子容易消化的食物是不尽相同的，所以更提倡家长采取反馈式喂养的方式。也就是根据孩子吃喝拉撒睡的情况，来动态调整孩子吃什么、吃多少，而不是教条地按照一些食谱来喂养，汤一定要喝多少毫升，米饭、蔬菜、肉一定要吃多少克。

第三点，补足能量，增加孩子身体的正气。

白天的时候，我们人体其实大部分时候都处在一种消耗的状态里，形象地说，就是一种"放电"的状态；晚上呢，身体的休息又像是处于"充电"的状态。这一放一充，就能够保持我们身体能量的平衡。因此，建议家长带孩子早睡，通过睡眠把白天消耗的"电能"都补充回身体里面。最好晚上9点左右就带孩子去洗漱睡觉。考虑到现代社会普遍晚睡的情况，最迟也不要超过晚上10点。

家长可能在带孩子早睡的过程中，会遇到困难，因为有的孩子就是不想睡，特别兴奋。这时候，就可以把灯光调暗，调暗了灯光以后，很多孩子自然就慢慢地会有睡意。

补足能量、增加孩子身体的正气的另一个方面，就是强健脾胃。这一点实际上并不难，就是在清淡饮食的前提下，多给孩子揉一揉肚子。

具体而言，就是家长用温热的手在孩子的肚脐周围顺时针揉动，轻轻地揉动就可以了。一般是在孩子平躺在床上的时候做。一岁及一岁以下的孩子，建议一次揉15分钟左右，一岁以上的孩子，揉半个小时左右就差不多了。

揉肚子这种方式，一方面可以帮助孩子的脾胃运化，另一方面能够刺激到腹部穴位，增加孩子脾胃的气血和能量，让他第二天更有胃口。

小结与答疑

本章小结

这一章一共分享了孩子咳嗽容易陷入的四个大坑。

第一个坑：孩子一咳嗽就给他用清热的药。处理孩子的咳嗽，判断孩子整体的寒热情况很重要，这就好像走路要看大方向一样，不要南辕北辙，如果方向错了，越努力情况越坏。

第二个坑：孩子长期咳嗽，家长认为仅仅是肺的问题，只盯着这一个问题来解决。其实，人是一个整体，各个系统、器官都是相互影响的，而长期咳嗽这种情况，绝大部分都是跟脾胃虚弱相关的。所以，在孩子咳嗽的护理方面，还需要着重关注脾胃的调理，关注消化系统。

第三个坑：用单纯止咳的方法来处理孩子的咳嗽。单纯止咳这种针对症状的治疗，只是抑制了咳嗽反射，并没有针对病因去处理；并且，它还可能会掩盖孩子的病情，拖延孩子的治疗时机，成为帮倒忙的行为。

第四个坑：当孩子刚刚从咳嗽中恢复健康的时

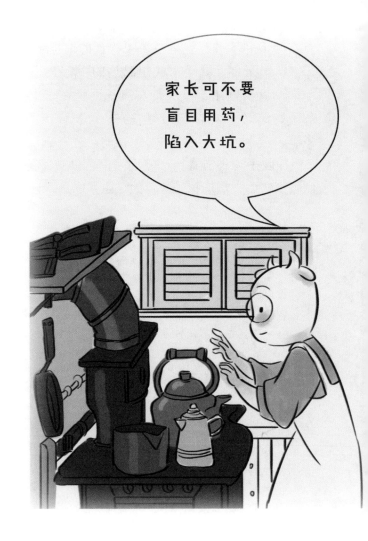

家长可不要盲目用药，陷入大坑。

候，**家长就想使劲给孩子补一补，或者带出去疯玩。**这样一来，孩子很可能马上又咳嗽起来了，而且病程会拖得很长。甚至有的孩子一两年了，咳嗽反反复复，就是好不彻底，有点风吹草动就又咳嗽了起来。

另外，本章还总结了一些比较实用的针对孩子咳嗽的护理方式。

第一，搓背。也就是让孩子采取舒服的姿势趴着，然后，家长用手掌沿着孩子的脊柱两侧以及脊柱这三条线上下来回地搓，再沿着孩子两边的肩胛骨下沿左右来回地搓，搓热或者搓红就可以了。搓背可以帮助孩子生发正气，之前咳嗽没有什么劲的孩子，搓了背之后，可能就有力量把痰给咳出来了。

第二，孩子咳嗽刚发生的时候，一般是受了风寒，喝一点生姜红糖水会比较好。当然，如果我们发现孩子的消化系统也有问题，比如出现口臭、便秘或者腹泻、舌苔比较厚等症状，首选的护理方式，还是给孩子轻轻地揉肚子，帮助孩子的脾胃运化，把垃圾排出体外。接下来，再给孩子喝点怀山药煮的水，用来补补脾。

第三，介绍了一个实用的食疗小方——花椒蒸梨。取花椒二三十粒，然后放在切开的梨子上面，上笼蒸 20 分钟取出，给孩子吃梨喝汤。这个方祛湿润肺、寒热并用，比较适合小孩子吃。

再提醒一句，在孩子咳嗽刚好的时候，忌口和好好休息是非常重要的，不要再给孩子的身体造成额外的负担，让孩子身体里的能量有机会去恢复到一个充足的状态。

常见问题答疑

家长问：我女儿咳嗽一年多了，用了各种方法，就是根治不了。虽然现在好很多了，但是有个明显的规律，就是每天清晨 4 点左右咳嗽，早晨打大大的喷嚏，很多清鼻涕一出来，一整天基本上没事了，很奇怪。

答：孩子清晨 4 点咳嗽，肯定是由于之前积累的痰液没有正常排出去，堆积在肺部了，所以身体还是要通过咳嗽来解决问题。其实，打喷嚏、流清鼻涕，这些都是孩子受寒的证据，也说明孩子的身体正在自动调整，正在排出寒邪。

当然，如果想更多地帮助孩子，可以采用祛寒的方法，比如搓背、喝生姜红糖水或者是葱白淡豆豉汤。这些方法都能够把孩子体内的寒气给祛除掉，孩子自然就痊愈了。

家长问：孩子反复咳嗽，好了没两天，洗个澡又开始咳嗽，游个泳也咳嗽，这种情况应该怎么办？

答：这种情况是孩子咳嗽好以后没有得到很好的护理，孩子的身体没有恢复到一个足够正常的状态造成的。所以，稍微有点风吹草动，比如洗澡受一点儿凉，或者是游泳受一点儿凉，孩子就又会开始咳嗽了。建议还是参照咳嗽初愈时的护理方法来恢复孩子的身体机能。

家长问：咳嗽的孩子在恢复健康的过程中，是不是都会从干咳到有痰的咳嗽，然后痰会越来越少，直到慢慢消失？

答：不一定。咳嗽有很多类型，身体恢复时所经历的过程也可能是不一样的，比如，本章没有提到的气逆咳嗽，它是不需要经过这样一个过程就可以完全恢复健康的。

家长问：我的孩子还不到两周岁，咳嗽有痰，这跟我给孩子喝配方奶有关系吗？

答：有可能有关系，也有可能没有关系。

人是一个有机的整体，消化系统跟呼吸系统也是可以相互影响的。如果孩子本身的消化吸收能力比较弱，在喝配方奶的时候，因为配方奶相对母乳来说要更难消化一些，所以有可能是配方奶间接导致了孩子的咳嗽。但是，如果孩子本身的脾胃功能比较强大，喝点配方奶，孩子也能够顺利地把它转化成身体所需的营养物质，这时候的咳嗽就跟喝配方奶没有关系。

家长问：我家宝宝只是晚上睡觉时咳嗽，白天不咳，这个应该怎么办呢？

答：通常来说，晚上睡觉的时候，就像我们把车开回了停车场，气血也就跟着往回收了。一旦气血回收以后，它们发现了身体里的问题，就要着手处理。那么如果这时候体内有一些痰或者有些垃圾没有排出来，咳嗽就会加重，因为气血正在试图去解决问题。

当然也有另外一种情况，就是孩子晚上睡觉前吃得太多了，这时候脾胃的消化吸收能力都比较差，咳嗽也会加重。晚餐少吃一点，可以很好地缓解孩子夜咳的症状。同时，我们可以用本章提到的一些手法去帮助孩子排痰。

家长问：病毒引起的咳嗽和细菌引起的咳嗽有什么区别？

答：这个问题非常典型，涉及中医、西医处理问题的不同思路。从西医的角度来讲，能够找到细菌或者病毒感染的证据，那么就应该针对这些细菌和病毒进行杀灭，进而起到一个治疗的作用。但是传统的中医并不太关注细菌和病毒这种微观层面的物质，而是主要关注以下三点。

第一，不管侵入的是细菌还是病毒，中医首先看的是人体对这些外来入侵者的反应。这个反应可能很剧烈，也可能不剧烈。根据不同的情况，就会采取相应的御敌措施。

第二，治疗上，中医不是去杀灭细菌和病毒，而是改变或者去除适合细菌和病毒生长的环境。比如体内垃圾太多了，就容易滋生细菌和病毒，那就帮助身体把这些垃圾通通清理出去。

第三，垃圾清理出去以后，还有一个非常重要的步骤，就是给身体增添更多的能量，让身体能够正常运转起来，让脾胃"发动机"更有力，也就类似我们平时常说的增加抵抗力、免疫力、正气等。

除了以上三点以外，中医还更加看重每个个体的独特性。虽然患的是同一种病，甚至感染了同样的细菌，但是人的体质不同，年龄不同，所处的生活环境不同，饮食习惯不同，等等，那么身体反应也肯定是不一样的，处理方案也就会千差万别。所以中医有千人千方之说。

要避开的育儿坑

第三章

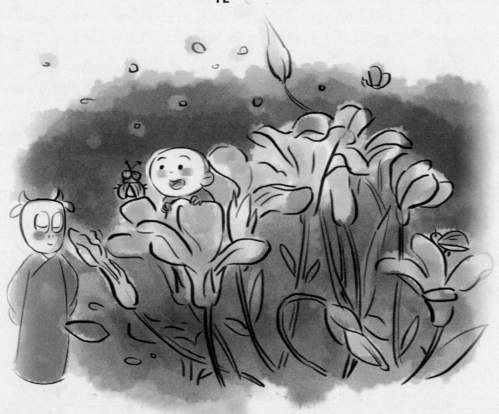

第一节　你的孩子也"被过敏"了吗？

早在 2007 年，WHO 就已经确认：过敏已经成为发达国家儿童排名第一的环境流行性疾病。在我国，研究数据显示，儿童过敏的发病率已经涨到了30% 左右。也就是说，我们国家每 10 个孩子里面，大概就有 3 个患有过敏性疾病。

这是数据上的证据。再从直观感受来讲，生活在我们周围的有过敏性疾病的孩子也是越来越多了，有的对尘螨过敏，有的对花粉过敏，甚至有的孩子对大米、牛奶这种再普通不过的食物都开始过敏了。

很多人认为过敏是跟遗传有关的，基本上是很难治好的。但真相其实是，我们的孩子很有可能是"被过敏"了。也就是说，除了很少一部分孩子是因为遗传基因的缺陷导致的过敏外，绝大部分的过敏都是由于妈妈在怀孕的时候饮食不当，或者是孩子出生以后喂养不当，又或者是孩子生病时的错误治疗、过度治疗导致的。

令人欣慰的是，这类孩子通过家长正确的喂养，采用合适的方法养护、调理，大部分都能够最终"脱敏"。试想，如果家长还没有意识到这是育儿路上的大坑，还让孩子一直处在"被过敏"的状态里——鲜花不能闻，大米不能吃，牛奶不能喝——那对孩子来讲是多么残忍。

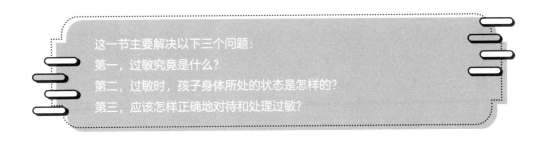

这一节主要解决以下三个问题：
第一，过敏究竟是什么？
第二，过敏时，孩子身体所处的状态是怎样的？
第三，应该怎样正确地对待和处理过敏？

过敏是认识"敌人"，消灭"敌人"

首先，从西医的角度来看，关于过敏发生机制的研究已经有很多且比较深入了，但主要是在比较微观的层面。

简单来说，过敏现象的发生有两个步骤。第一步，就是错误的识别，把"好人"当成了"敌人"。第二步，是发动人体体内的战争，也就是我们看到的各种各样的过敏反应，来试图消灭被冤枉的"敌人"。

举个形象一点的例子。假设身体是一个国家，我们称它为身体王国，这个身体王国对大米过敏。于是发生了下面这样一则故事。

大米是一群老百姓，有一天，它们进入了身体王国。但是，守城的卫兵很警惕，心想："哟呵，这些人怎么看起来不像好人呢？一定是间谍，一定是来入侵的，一定还有大部队在后面。天哪，不行，快！快拉响红色警报！敌人入侵啦！兄弟们抄家伙，开战！"

于是身体王国里一场大规模的战争就爆发了。这时候我们看到的现象是，对大米过敏的人出现腹泻、出疹子等一系列的过敏症状。

也就是说，过敏首先是错误的识别，把"好人"当成"敌人"来对待。其次是过度的反应，把小股部队的入侵当成全面的进攻，从而剧烈反抗。过敏可能出现以下四类症状：

第一，出现在皮肤上的症状，比如出一些疹子或者是水肿之类的。

第二，出现呼吸道的症状，比如打喷嚏、咳喘或者是呼吸道的水肿堵塞等。

第三，消化道的症状，比如呕吐、腹泻。

第四，比较严重的循环系统的症状，比如血压降低、头晕目眩，甚至丧失意识等。

所以简单来讲，过敏就是身体王国里发生的一个乌龙事件。如果我们从这个角度来理解过敏，那相应的解决方案也就随之产生了。

第一，禁止"大米"进来，也就是平时用得最多的隔离过敏原的措施。通过检测筛查各种过敏原，看看身体是不是遇到大米、花粉、尘螨、坚果等物质就会表现出过度的反应。如果有，就避免这些家伙进入身体王国。

第二，可以让守城卫兵放松警惕，变得不要那么神经兮兮、过分紧张。临床上，通常使用免疫抑制剂、糖皮质激素等治疗过敏，就是采用的这种方案。

第三，制造大量噪声，这样卫兵叫喊时就几乎没有人能听见，也就没有人去搭理他，大规模战争也就不会发生了。临床上用抗组胺类药物来治疗过敏就是利用的类似原理。

第四，从反应剧烈的战场上撤兵，把这些士兵抽调到其他部位去，主动退出战争，等以后有精力再作战。临床上用肾上腺素类药物来治疗，就是这样一个解决方式。

从以上这些方面来了解过敏，我们所能想到的解决方案基本上就是这四个了。但是，这些治疗方案到底能不能从根本上解决问题，还是可以在实践中多留心，多观察。

过敏，主要是正气不足时出现的症状

中医理解过敏会从更宏观的角度出发，或者是从动态的变化的角度来思考。

还是回到大米进入身体王国的例子。这些大米本来是平民，可是守城卫兵为什么就认为它们是敌人呢？真的是误判吗？卫兵这时候怎么就犯糊涂了呢？有没有另外一种可能，就是大米虽然以平常人的眼光来看是人畜无害的，但此时此刻此地，对于身体来说，它们就是无法被接受的"敌人"呢？

因此，从这个意义上来看，中医能想到的过敏原因和对策就不太一样了。

假如身体王国里边驻扎着各种培训机构，对人才识别、筛选和培养足够厉害，不管是浓眉大眼的大米，还是贼眉鼠眼的灰尘、花粉，都可以把它变成身体王国的合格建设者，或者是把它筛选出来，然后驱逐出去。如果这些工作都做好了，身体王国的国力已经很强了，还是会出现误报的情况，那问题的根源就是卫兵了，这时就要针对误报来处理。

但是另一个情况是，如果身体王国的培训机构识别筛选人才的能力很弱，不管是浓眉大眼的大米，还是贼眉鼠眼的灰尘、花粉，放它们进城以后都只是堆积在王国里面不问不管，那它们可能就会逐渐变成黑恶势力，给身体王国的建设添乱。如果真是这样的话，我们就是冤枉了守城的卫兵。因为它有先见之明，别人还没看出来大米、灰尘、花粉是敌人的时候，它就已经先看出来了，并且要调集部队把这些人赶出去。

从这个角度出发，我们就不应该冤枉我们的卫兵，让我们的卫兵变傻、变迟钝，而是应该首先提高身体王国的教育、培训、筛选、转化的水平，提升身体王国的综合国力，让每一个进到身体王国的人，都变成身体王国的合格建设者，而不是进来捣乱。

要相信，身体的设计非常精妙，基本上不会无缘无故地出故障。很多时候我们看起来是发生了故障，但也有可能不是故障，而仅仅是我们理解错了而已。

调理过敏：清除垃圾和培养正气

要给孩子调理过敏，家长需要做好以下两点。

第一，清除堆积在孩子身体里面的垃圾。对于那些已经进入身体，但却无法被消化吸收的，不管是好的还是坏的，或者以前是好的，现在已经变坏的，或者现在是好的，以后可能会变坏的，我们都要想办法先把它们清除出去。

中医临床上通常会用汗、吐、下等方法来清除身体里面的垃圾，以打通身体各个部分的管道和通路。这样就可以给身体王国的建设扫清障碍，奠定基础。

第二，培养正气。从身体王国的角度来讲，就是要重视教育和培训，增强转化这些外来物质的能力。具体来讲，就是要养成良好的饮食、作息习惯，杜绝错误的治疗和过度的治疗，让身体有机会休养生息。比如，少让孩子吃生冷寒凉的食物，少吃大鱼大肉；少让孩子看电视、玩电脑、玩手机；让孩子养成早睡早起、均衡饮食、适量运动的好习惯。

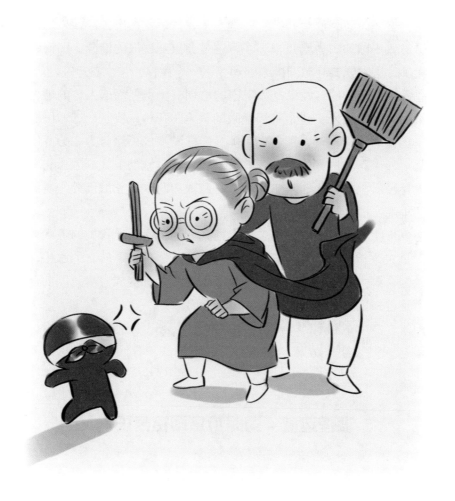

第二节　孩子过敏只能躲开过敏原吗？

春天的时候，在日本的大街上，不论是大人还是小孩，很多人都会戴口罩——一边是万木争春，花朵竞相绽放，另一边呢，是人们紧紧包裹自己，想要躲得远远的。

为什么会出现这种情况呢？因为日本国民的花粉过敏率非常高，为了避免吸入空气中的花粉，人们不得已必须佩戴口罩。

在通常的认知里，过敏戴口罩是理所当然的，但这种一味逃避的方式其实挺消极的，因为它并不能从根本上解决问题，而且还可能导致过敏情况越来越严重。这就像一个国家虽然修了一座高墙，把外来的敌人暂时抵挡住了，但是国家没有很好地休养生息，没有很好地清除、转化内部的坏分子，没有很好地发展，导致国家的国力一直没有提升，再打仗的话也还是溃不成军，甚至其他敌人见它好欺负也都纷纷跑来欺负一通。

这样一来，本来只对花粉过敏的孩子，可能慢慢地对尘螨也过敏了；本来只是对牛奶过敏，慢慢地对大豆、小麦甚至大米都过敏了。所以，单纯通过隔离过敏原来对付过敏，实际上也是育儿路上的一个大坑。

> 这一节主要帮助家长解决以下三个问题：
> 第一，从身体健康的角度来看，过敏的本质到底是什么？
> 第二，过敏的根本原因是什么？
> 第三，除了隔离过敏原以外，还有什么更好的方式来对付过敏吗？

过敏的症状只是一个表象

从中医的角度来看，实际上过敏就只是一个症状，一个表象，它和前面提到的发热一样，都仅仅是身体发出的一个信号，或者说是一个提醒和警报，而不是根本原因。

同样是过敏，有的症状是发生在皮肤，表现为红疹和痒感；有的又发生在呼吸道，表现为咳嗽、长期的鼻炎、哮喘；还有的可能会发生在胃肠道，表现为腹泻，等等。其实，这些症状和表现都是在告诉我们：身体里面出问题了，并且，身体为了保护自己、恢复健康正在尝试着和病邪作斗争，正在尝试着去解决问题；身体这时候只通过自己的方式并不能解决问题，它还需要外力的帮助；另外，如果不找到根本原因，不顺着身体的要求来处理，这个问题就可能会一直存在，一直反复。

有个成语叫有的放矢，意思就是，要先找到目标，找到靶心，才有射中的可能性。如果连靶心都没找到，拿起箭，也只能一通乱射，那么射中目标的概率也很低。同理，只有通过观察孩子的吃喝拉撒睡等情况，找到症状背后的根本原因，然后针对根本原因进行处理，才能解决问题。

过敏是正气不足、邪气不走导致的

关于过敏的根本原因，可以通过身体王国的故事来总结，大体上来说，有两点：

第一，是因为身体王国本身的国力太弱了。人的天赋是不尽相同的，这不仅仅是指人的才能，还包括人的身体素质。有的孩子生下来就比较强壮，脾胃好，免疫力强，生病少，因为他能够很好地把外部的物质和能量转化为自身的物质和能量。打个比方，同样是呼吸空气，这些强壮的人能够顺利地把空气中的氧气给吸收了，把空气中的粉尘等有害物质顺利地排出身体；即便是不能快速排出身体，对他们强壮的身体来说，伤害也没有那么大。

但是，也有这样一些人，生来就比较虚弱，这些人身体王国的国力就比较弱。国力一弱，国家里面的工厂、学校、医院等机构的能力就肯定不会很强，对于一些本来可以利用的资源，就不能很好地加工和利用了，只能把它们当成垃圾、废物排出身体。另一方面呢，国力一弱，各种敌人的侵犯也就接踵而至。这样就出现了前文所罗列的各种过敏的症状。

第二，是因为长期的战乱让国家的国力变弱了。如果孩子长期喂养不当，或者是本身就有慢性疾病，比如长期的咳嗽、积食、腹泻，等等，那孩子的身体就一直处在打仗的状态里。身体无法好好休养生息，每天都在打仗，消耗身体王国的国力，国力肯定会变弱，也就不能把各种资源很好地转化，这样就会使身体里面的垃圾、废物堆积起来，免疫失调，间接导致过敏。

所以，发生过敏的根本原因其实是正气不足，邪气不走。

知常达变的方法：扶助正气

现在，我们知道了过敏产生的根本原因是正气不足，邪气不走，自然，要为过敏的孩子提供真正的帮助，就应该去扶助孩子的正气，祛除邪气或者叫祛除病邪、垃圾等。

据统计，光是我们常见的过敏原，就有 2 000~3 000 种。具体到每个孩子，过敏原也不是恒定不变的，有的时候孩子会对某些物质过敏，有的时候又不过敏了。目前针对过敏原的检测方法也还相当不完善，它并不能把所有的过敏原都很准确地识别出来。所以，面对如此多而难辨的过敏原，如果还是一味地去识别、去隔离，往往是费力不讨好的。

从中医的角度来看，这种做法是舍本逐末的。过敏原就是"末"，它是多变的，不容易把握，而"本"呢，就是不变的部分，也就是身体的正气，身体的免疫力。这实际上就是中医知常达变的方法，也就是以不变的正气应万变的过敏原。只要能增强身体的正气，邪气或者说垃圾就比较容易被驱逐出去了，过敏的问题也就自然而然地解决了。

具体的方法很多。如过敏有一种情况是孩子吃了虾、蟹、羊肉等刺激性较强的食物，或者出去"嗨"了一阵子，接触了很多花粉之类刺激性较强的颗粒物，孩子的身体就可能出现红色的点点或者一团一团块状的疹子，并且，出疹子的时候皮肤会发痒，有的孩子还可能会出现头晕、两侧头痛等情况。但是孩子的整体精神状态比较好，不会出现呕吐和肚子疼的情况。这时候就可以用桂圆皮煮水来给孩子洗澡。

取 10 颗新鲜桂圆的皮，洗干净后加上一壶水，烧开 1 ～ 2 分钟，然后再兑凉水到 40 摄氏度左右，就可以给孩子洗澡了，但要注意别让孩子着凉。当然也可以在正常洗澡之后，再用桂圆皮煮的水冲洗、擦拭一下，一般每天 1 次。如果情况比较严重，最好一天可以洗 2 次。这样能够暂时缓解孩子的病情和症状，家长可以在家给孩子试试。

病邪留在体表，会导致体表的各种功能障碍，会表现出各种皮肤相关的疾病。

比如荨麻疹，就是小儿的常见问题。

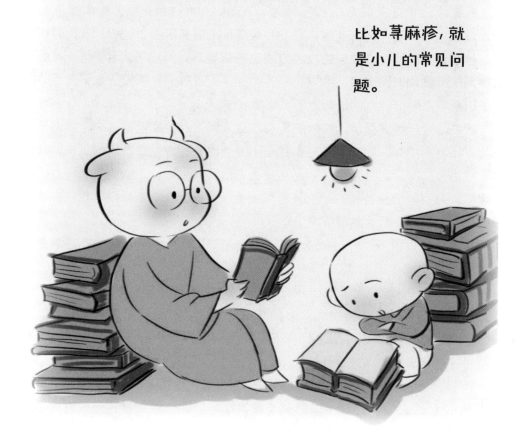

第三节 孩子过敏，可能是因为家里"太干净了"

如今的很多家长可能对泥土会有一种特有的情怀，除了乡土情结的缘故，还因为泥土在很多人的童年里，或多或少都扮演着一个非常重要的角色——玩具。在这些家长小的时候，泥土不仅可以捏出各种各样的形状，还可以在青石板上摔"响炮"，有时小伙伴们甚至能玩上一整天的泥土。也有的时候，会溅一身的泥点子，回家后可能会被大人耳提面命要讲卫生，但是转身就忘到九霄云外，下次又跟着小伙伴去玩泥土了。

那时候小孩子通过泥土接触细菌、病毒、粉尘等"脏东西"的概率要大多了，按理来说应该比现在的孩子更容易过敏，但实际的情况恰好相反——现在的小孩接触泥土的机会越来越少了，过敏的情况反而越来越多了；而且，城市儿童接触泥土的概率低于农村儿童，但他们过敏的患病率显著更高。现在有一个普通的共识：过度的卫生及过度地缺乏暴露于自然环境之中的经历，是引发过敏的原因之一。所以，过于干净的环境，更容易让孩子产生过敏。

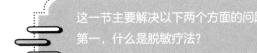

这一节主要解决以下两个方面的问题：
第一，什么是脱敏疗法？
第二，应该怎样避免孩子过敏？

从量变到质变：脱敏疗法

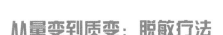

西医目前使用的脱敏疗法主要有两类，分别是皮下注射脱敏疗法和舌下含服脱敏疗法。从原理上来看，这两类疗法的差别并不大，都是先检测出过敏原，然后让患者接触微量的过敏原或者处理后的过敏原，等身体适应了以后，再逐步增加过敏原的量，让身体慢慢适应。按照这种步骤循环下去，直到身体完全适应这种过敏原为止。这时候，这种物质就已经不再是身体的过敏原了。

这个脱敏的过程，实际上就是一个从量变到质变的过程。就好像我们一开始不认识一个人，不了解一个人，很有可能就会对他有所戒备。慢慢地，当我们逐步熟悉对方之后才知道，原来他是一个挺不错的人，甚至最后可能发展成为朋友关系。也就是说，接触次数增加，这是量变；最终改变了对这个人的看法，甚至跟他成为朋友，这是质变。如果完全没有机会去认识和了解这个人，就很有可能会一直处在敌对的状态里，变成朋友的可能性也就为零了。

身体和过敏原的关系就和认识了解人的这个过程类似，如果一直没有机会接触，身体和过敏原也就一直会处在敌对的状态。因此，我们需要创造机会，让身体和过敏原互相认识和了解。

亲近自然，接触泥土

中医认为，让身体和过敏原彼此熟悉的更好的方式是亲近自然、接触泥土。因为土壤是包容万物的，里面住着很多微生物，它们看似"很脏"，但多去接触它们的效果有点类似于给身体打一个预防针。这一点，其实和西医的做法有异曲同工之妙。

"打预防针"可以让身体建立一个防御体系，当再次遇到这些细菌、病毒或者是粉尘的时候，身体就能很好地识别它们，也就不会反应过度，导致身体自己也受到伤害了。所以，如果经常带着孩子去接触大自然，接触泥土，去认识很多身体之前不认识的"朋友"，那么久而久之，身体的免疫系统就对这些过敏原逐渐熟悉了。

所以，在天气比较好的时候，可以多带着孩子去公园转一转、玩一玩，接触接触泥土，甚至可以像小猪佩奇一样在泥坑里跳来跳去。这时候，家长就别嫌泥土脏，嫌孩子玩得不亦乐乎而不小心弄脏了衣服。实际上，正是由于这一点点脏，才让孩子有机会去接触多种多样的物质，让孩子的身体能够逐渐适应环境。

有的家长可能觉得泥土实在是太脏了，想让孩子去玩沙坑来代替，但是，沙坑的沙一般是人工沙，是用石头粉碎或者磨碎做成的，它的主要成分是碳酸钙，它不像泥土，含有很多的微生物，还有各种各样其他的物质。所以，如果只让孩子在沙坑里玩，看起来好像是稍微干净一些，实际上是剥夺了孩子接触更多物质的机会。

你别跑，哎呀~

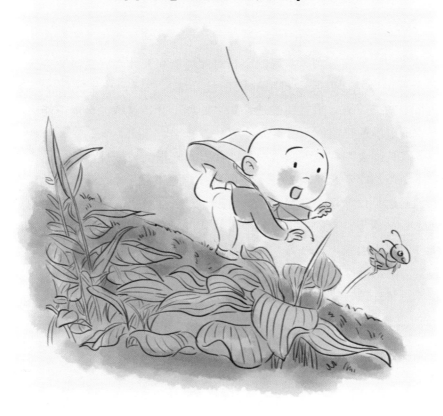

　　另外，建议家里不要过分消毒，那种每天都恨不得要消八遍毒的做法是不提倡的，因为如果孩子有机会接触更多的物质，对孩子身体的成长和避免患上过敏性疾病都是有好处的。

第四节　得了过敏性鼻炎要做手术吗?

过敏性鼻炎是儿童主要的呼吸道疾病之一，目前，我国儿童过敏性鼻炎的发病率为10% ~ 15%，并且每年都还在递增。过敏性鼻炎对于孩子的生活质量来说，影响也很大，因为它可能会导致孩子呼吸睡眠障碍、学习能力下降、注意力不集中、头疼等问题。有的家长对此可能深有体会，就是晚上孩子睡着了，还一直说梦话，甚至会打喷嚏把自己弄醒。白天，孩子的精神不容易集中，也很难安静下来。更重要的是，如果处理不好，过敏性鼻炎可能会转变为更加严重的过敏性哮喘。

很多家长都会寄希望于通过手术这种方式来根治过敏性鼻炎。但《过敏性鼻炎皮下免疫治疗专家共识2015》中明确指出，虽然手术治疗的短期疗效是肯定的，但是远期疗效还存在着争议。所以，对于很多患有过敏性鼻炎的孩子来说，手术后一两年，有的甚至是几个月就又出现过敏性鼻炎的症状，并且手术还可能并发眼干燥症（干眼病）和角膜损害等。

其实，手术治疗是在万不得已的情况下才采用的一种治疗手段；对于是否选择手术这种处理方式，大家确实应该慎重一点。

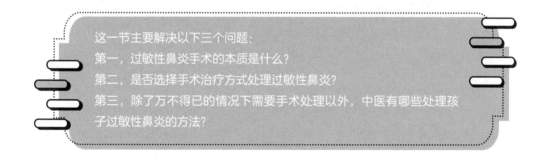

这一节主要解决以下三个问题：

第一，过敏性鼻炎手术的本质是什么？

第二，是否选择手术治疗方式处理过敏性鼻炎？

第三，除了万不得已的情况下需要手术处理以外，中医有哪些处理孩子过敏性鼻炎的方法？

听而不闻：切断神经来治疗过敏性鼻炎

我们知道，过敏是人体认识"敌人"和消灭"敌人"的过程，也就是说人的免疫系统会把这些过敏原当成敌人，然后通过免疫系统来消灭它们；而要完成这个过程，首先要保证的是信息的有效传达，也就是要通过身体里面的神经来传递这些信息。

对应到过敏性鼻炎，主要涉及的就是翼管神经、岩大神经、筛前神经以及鼻后神经等意识不能控制的自主神经。这些神经就好像是身体里面的一条条道路，过敏原进入身体以后，就是靠它们来传递信息给大脑，也是靠它们把大脑作出的决策传递给身体的相关组织和器官。

过敏性鼻炎手术，就是要破坏掉这些传递信息的道路，不让大脑知道过敏原来了，不让身体发生免疫反应。说到底，这种"消灭"过敏的方式，其实就是麻痹身体，让身体"听而不闻、视而不见"。打个比喻，就有点像是免疫系统卫兵在大喊大叫的时候，我们人为地冲上去捂住它们的嘴巴；或者是把防御系统卫兵的耳朵给堵上，不让他们听到免疫系统卫兵的叫喊声。

从短期来讲，通过手术的方式切断神经可能会有一些效果，但这种处理问题的方式其实是值得商榷的。毕竟"条条大道通罗马"，我们的身体内环境如此复杂，又是一个相对统一的整体，当一些道路被封锁、被破坏掉了，是不是还会开辟出新的道路呢？会的，从临床的手术实践来看，有些患者术后不久，有的是一两年，又会出现过敏性鼻炎的症状，而且还可能会引发很多新的问题。所以，从本质上来说，手术治疗过敏性鼻炎就是一种阻断免疫反应的极端方式。

手术治疗：缓解痛苦的权宜之计

既然手术治疗过敏性鼻炎比较极端，那为什么还有这么多人要做手术？因为做手术可以直接帮助孩子压制鼻炎症状、缓解痛苦。有的孩子过敏性鼻炎的症状非常严重，对他们的生活和学习已经造成了非常严重的困扰，然而又没有什么特别有效的治疗方法，就不得不选择手术这种极端的处理方式。

实际上，现代医学一直在试图搞清楚免疫的形成机制、运行机制，但不幸的是，到现在为止，我们还没能完全攻克这个难题，所以，要从根源上治疗过敏性鼻炎，还有一段很长的路程要走。

所以，用手术的方式来治疗过敏性鼻炎，只是一个权宜之计，是目前这个阶段没有办法的办法；但凡有别的合适的治疗方法，还是尽量不要做手术为好。

调理过敏性鼻炎：揉迎香穴和姜水泡脚

中医是从更加宏观的角度来看待孩子过敏性鼻炎问题的。在中医看来，过敏性鼻炎就是一种正邪斗争，是我们身体里面的正气，比如免疫力等跟入侵的邪气，比如细菌和病毒进行斗争。那既然是正邪斗争，我们就应该帮助身体里的正气，多提升身体里的正气，这样才能战胜邪气，从而彻底调理好过敏性鼻炎。

所以，抛开手术疗法，其实还是有很多中医的方法可以选择。比如，内服外用的药物、针灸、艾灸、推拿，等等。如果能遇到比较靠谱的中医医生来调理过敏性鼻炎，无论是用汤药还是用外治法，治愈率都可以高达 90%。

另外，过敏性鼻炎这个疾病本身就是长期累积导致的，那么调理也不会是一时的事，所以在日常生活中，给孩子正确的护理就很重要。在此，给大家推荐两个小妙招，适合平时在家给孩子做。

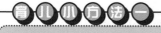

育儿小方法一

揉搓迎香穴

迎香穴在鼻翼的外侧缘，大概在跟鼻孔平齐的位置。如果用手去摸鼻子的两边，会发现有两个明显的凹陷，这就是迎香穴。

经常给孩子揉搓迎香穴，可以很好地缓解鼻塞、流涕等症状。具体的操作方法是轻柔而稍有力地揉搓，每次揉搓 5~10 分钟，揉搓到局部的皮肤微微发红就可以了。需要家长特别注意的是：第一，力度要适中，因为如果太用力了，孩子感觉太疼就不愿配合了；第二，操作之前，一定要把指甲剪短磨平，不然很容易把孩子的皮肤划破，这样就得不偿失了。

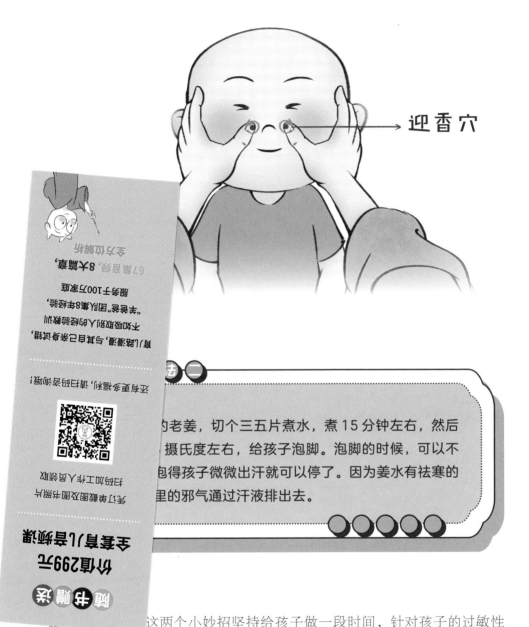

迎香穴

法二

的老姜，切个三五片煮水，煮 15 分钟左右，然后
摄氏度左右，给孩子泡脚。泡脚的时候，可以不
泡得孩子微微出汗就可以停了。因为姜水有祛寒的
里的邪气通过汗液排出去。

这两个小妙招坚持给孩子做一段时间，针对孩子的过敏性鼻炎会有比较好的效果，这样能够缓解孩子的痛苦，给孩子的身体恢复争取时间。

第五节　孩子患湿疹是因为食物过敏吗?

经历过孩子患湿疹的家长应该都深有体会，湿疹实在是太难对付了，皮肤发红、干燥起皮、渗出液体，或皮肤变厚、色素沉着、结痂；给孩子用一些软膏来涂抹，症状可能会减轻一些，但是不涂的话症状又来了，这样反反复复地发作让孩子很受折腾。

很多家长看到湿疹发生在皮肤处，就想用各种方法来消除皮肤上的症状，其实这种想法和做法也是育儿路上的一个坑。因为皮肤只是一个"背锅侠"，问题的根源不在它，而在身体更深层次的地方，只是表现在皮肤上而已。如果我们只关注"背锅侠"，不去考虑其背后的深层次原因，那就是往育儿坑里跳。

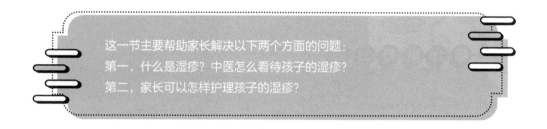

这一节主要帮助家长解决以下两个方面的问题：
第一，什么是湿疹? 中医怎么看待孩子的湿疹?
第二，家长可以怎样护理孩子的湿疹?

湿疹：消化不了的垃圾

从现代医学角度来看，湿疹，又叫作特应性皮炎。湿疹发病的原因包括遗传易感性、食物刺激、吸入过敏原、免疫功能异常及皮肤屏障功能障碍，等等。其实，到目前为止，湿疹的具体病因并不太明确，发病机制也不明，医生通常是按照治疗过敏的方式来治疗湿疹；也有研究表明，80% 患湿疹的孩子可能会发展出过敏性鼻炎、过敏性哮喘等更复杂的疾病。

目前，治疗湿疹最主要的药物是软膏类药物，比如润肤膏、糖皮质激素软膏等。如果家长想要根治湿疹，西医认为，这还不太可能办到，所以治疗的目的主要是缓解或者消除临床症状。

不过，尽管对于湿疹并没有任何根治的方法，但是经过恰当的治疗，可以很好地控制病情，湿疹可能在几个月后或者几年后完全消失。

从中医的角度来看，湿疹则是孩子体内的各种垃圾，尤其是食物消化吸收以后不能正常代谢掉的垃圾堆积到身体表面形成的。其中，最常见的垃圾是中医上讲的湿邪和热邪。

对于大部分孩子来说，常患湿疹的时期是婴儿期，也就是 0 ~ 1 岁的时候。再精确一点，分别是新生儿阶段，以及开始添加辅食的阶段，也就是宝宝出生 1 ~ 3 个月的时候，或者 6 个月以后的阶段。所以，很大程度上一部分孩子的湿疹，可能是受父母的影响，还有一部分孩子的湿疹是消化不了的食物变成了身体不能利用的垃圾堆积出来的。

但是，不论是受父母影响的湿疹还是孩子自己消化不了的食物变成垃圾导致的湿疹，根本问题都出现在吃的方面。因为即使是受家长影响导致的湿疹，也几乎都是因为妈妈在怀孕期间饮食不节造成的。饮食不节，意思就是没有节制地吃了很多生冷食物、特别难消化的大鱼大肉，或者是刺激性强的食物，等等。

这个过程就好像是食品加工厂加工食品一样，如果说我们的身体就是一个食品加工厂，那吃进去的东西必定要经过加工厂的加工。当食品加工厂的能力很强时，这些食物就能够顺畅地转化为身体所需的能量和物质；当加工厂的能力相对较弱时，就会生产出很多半成品或者是废品，还占据了大量的库存。因为这些半成品或者废品身体没有办法利用，也没有办法清理干净，逐渐地就会越堆越多，变成身体难以排出的垃圾。

这样一来，如果这些垃圾堆积在鼻咽部、肺部，就可能出现过敏性鼻炎、腺样体肥大、过敏性哮喘，等等；如果是堆积在皮肤表面，就可能会出现湿疹。这就有点像是厨房里的垃圾堆积多了、久了出现的情况一样，垃圾会腐烂，会发酵变臭，里边也可能会渗出一些水来。湿疹的形成也是这个道理，它是身体不能代谢的垃圾堆积在皮肤导致的。

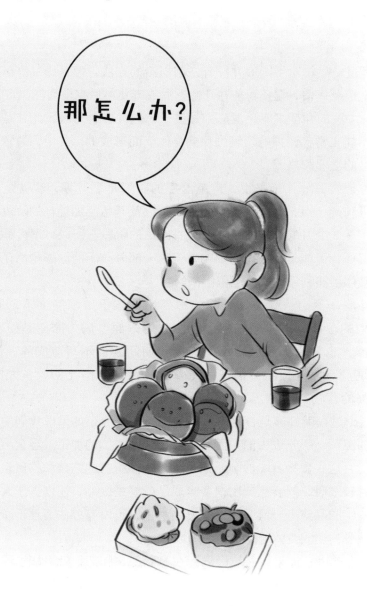

湿疹的护理：标本兼治，不帮倒忙

中医上有句话叫："急则治其标，缓则治其本。"在家护理患湿疹的孩子时，就应采用这个原则——别只盯着皮肤，该治标的时候治标，该治本的时候治本。

孩子湿疹的急性期，也就是皮肤发红、有液体渗出时，可以用医生开的外用药进行涂搽，如果合并有感染，也可能会用到一些抗生素。家长还可以用金银花、野菊花、蒲公英等煮水给孩子擦洗。这时候治疗的主要目的是让孩子没那么难受，属于治标的阶段。

孩子湿疹的亚急性期，也就是病情比较缓和的阶段，要注意皮肤的保湿。这时候，可以先用艾叶、花椒煮水来给孩子擦洗患处，擦干后再涂抹保湿霜。这时候属于治本的阶段了，家长需要做的是帮助孩子的身体发挥出自愈能力，把积攒的垃圾尽快地排干净。所以，这时候最重要的一个原则是不帮倒忙。家长发现孩子出湿疹的时候不要慌乱，因为一慌乱就可能带孩子去各种不同的地方治疗，尝试各种各样的方法，但是很多时候都是费力不讨好的，方法用得杂了可能还会加重病情。而且，从心理上来说，一旦孩子不能很快治愈，家长可能会越来越焦虑，这样也就很可能陷入越治疗越严重的坑里。

所以，一般情况下孩子患了湿疹，家长不要去乱治疗，要关注孩子的养护。理性对待，不去帮倒忙，多数孩子很快就可以自己痊愈。当然，如果孩子的湿疹已经严重影响到正常生活了，那还是要及时去就医，不要耽误病情。

护理患湿疹的孩子，发挥更大作用的其实是养治结合。很多孩子是在添加辅食过程中出现湿疹的，那么给孩子添加辅食时一定要循序渐进。首先要吃一些好消化的，比如以米、面为主的主食。当孩子娇弱的脾胃适应了以后，逐渐添加一些水果和蔬菜；等孩子再大点了以后，再考虑高营养的肉、蛋、奶等。我们不能简单地把孩子当作一个水桶，认为给他很多营养，他就一定能吸收。我们应该按照他的每个生长阶段的特点给他最适合的食物，而不是我们认为最好、最有营养的食物。

另外，在穿衣上，要尽量选择全棉的、透气性较好的衣物，因为如果孩子排汗不畅，同样也是会诱发湿疹的。

小结与答疑

本章小结

这一章共分享了五种类型的育儿坑。

第一个坑：认为过敏都是遗传的、天生的。 其实，孩子的过敏很可能是出生以后因为喂养不当、护理不当，或者是治疗不当导致的。通过正确的喂养，采用合适的养护、调理方法，大部分孩子最终都是可以脱敏的。

第二个坑：对于孩子的过敏，家长只是一味地选择躲开过敏原。 其实，过敏并不是一个疾病，也不是根本原因，它只是一个症状和表象。一味躲开过敏原，可能会让情况变得越来越严重。

第三个坑：孩子的生活环境太干净了。 实际上，过度的干净会剥夺孩子接触多种物质的机会，一旦孩子的身体突然遇到这些陌生物质，就很容易过敏。

第四个坑：不管三七二十一，通过手术的方式迅速根治过敏性鼻炎。 目前来说，手术治疗只是短期疗效不错，远期疗效还存在争议，所以不到万不得已没有必要去"挨一刀"。

第五个坑：治标不治本地处理孩子的湿疹。 湿疹是在提示我们身体里有过多的垃圾了，需要通过皮肤把垃圾排出来。如果我们能够帮助孩子顺利排出垃圾，并且从源头上少生产垃圾，湿疹自然就容易快一点痊愈。

另外，这一章还总结了培补正气和实用性强的操作方法，以便有效应对孩子的过敏性疾病。

培补正气，就是提升"身体王国"的能力。养成良好的饮食、作息习惯，杜绝错误的治疗和过度的治疗，让身体多一点机会休养生息。从生活习惯上来说，要早睡早起。同时，也要坚持白天多带孩子运动运动，即使是带着孩子出去散散步也是很好的。还要注意的是对孩子饮食的调理，要照顾好孩子的脾胃。另外，在受寒的时候记得可用热水给孩子泡一泡脚，或者是让孩子喝点生姜红糖水，帮助孩子祛寒。

要暂时缓解孩子的湿疹或者荨麻疹，可以用桂圆皮煮水来给孩子洗澡。简单来讲，就是用10颗新鲜桂圆的皮洗干净后加一壶水烧开，然后再兑凉水或者是晾到 45 摄氏度左右给孩子洗澡就可以了。当然，也可以正常洗完澡以后，用比较浓一点的桂圆皮水给孩子擦洗。

调理过敏性鼻炎，可以给孩子揉迎香穴，或者是用姜水泡脚。迎香穴在鼻翼的外侧缘，大概跟鼻孔平齐的位置。如果用手去摸鼻子的两边，会发现有两个明显的凹陷，这就是迎香穴。轻柔有力地按揉这个穴位 5 分钟左右，皮肤微微发红就可以了。用姜水泡脚，就是用三至五片老姜加水煮 15 分钟，再将姜水晾凉到 45 摄氏度左右给孩子泡脚。中途也可以加点热水，泡到孩子微微出汗就可以了。

调理湿疹时，如果是急性发作期，也就是皮肤发红、有液体渗出时，可以涂抹医生开的外用药；如果合并有感染，也可能会用到一些抗生素。当然，还可以用金银花、野菊花、蒲公英煮水给孩子擦洗。如果是亚急性期，要注意皮肤保湿，可以用一些润肤膏，或者是用艾叶、花椒煮水来擦洗患处。家长要尽量帮助孩子的身体恢复自愈能力，以便把身体中积聚的垃圾尽快排出体外。

常见问题答疑

家长问：过敏是身体内部出了问题，是脾胃的问题吗？是喂养不当导致脾胃受伤了吗？是不是健脾就能够缓解过敏呢？

答：是的，按照中医的思路可以这样理解，中医更多的是从身体内部去找原因。脾胃是身体制造能量的工厂，如果工厂生产力低下，生产能力不足，能量供应不上，持续时间一长，各种器官就会出现运转不畅。一旦运转不畅，身体的正气就不足，就可能会出现各种过敏的状态，过敏原也可能会随着身体能量等级的持续走弱而越来越多。相应地，如果我们的脾胃功能恢复正常了，那这些症状很可能就会逐渐地消失。

家长问：在秋冬季节或者是天气多变的春季，孩子的鼻涕就特别多，有时候一感冒，清鼻涕还会变成浓鼻涕，且持续时间非常长，有时会长达 1 个月，时好时坏，这是什么情况呢？

答：首先，家长应该相信孩子身体的自愈能力，不要去过多地干涉甚至是帮倒忙，一段时间后孩子自己就会逐渐好转。

其次，我们在家给孩子护理的时候，可以多注意观察一下孩子的舌苔。

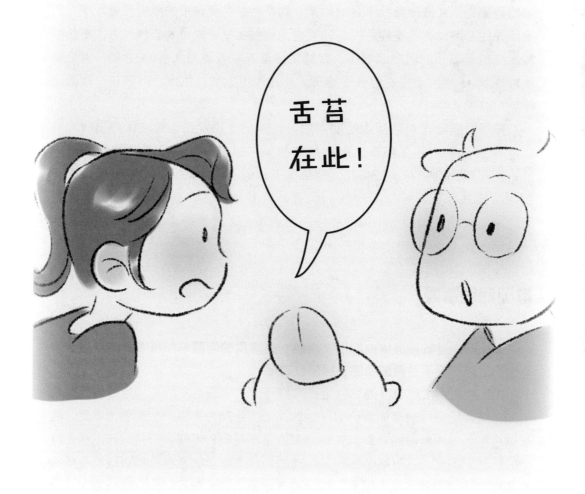

绝大多数患鼻炎的孩子基本上都有虚寒的问题，身体的免疫力也偏弱，所以舌苔可能是偏白的。这时候可以用加速身体循环的方法，比如带孩子多运动，或用热水泡脚来给孩子做护理。但是，如果问题确实比较严重了，家长又想尽快改善孩子的情况，可以就近找一些靠谱的医生来帮助处理。

家长问：我一直坚持反馈式喂养孩子，他过敏的情况的确比以前好多了，但是稍不注意吃错东西就又会过敏。怎样才能帮助人体恢复正气，并且一直维持比较好的状态呢？

答：扶助正气需要全方位的生活方式的改善，是需要耐心的，需要家长陪着孩子一点一滴地积累起来，并且家长认知的改变也会影响到孩子。

所以，非常关键的一点就是家长要陪着孩子一起成长，一起改变。具体培养正气的方法，可以参考这一章各节的具体内容。

家长问：最近孩子荨麻疹起得厉害，没什么规律，隔三岔五就起一片片疙瘩，由小转大连成片，再到消失。很痒，但是又不是痒得受不了那种程度。已经持续1个月了，请问应该怎么处理呢？

答：可以标本兼治。起荨麻疹的时候病情比较急，可以先用这一章提到的桂圆皮煮水的方法给孩子泡澡，这样能暂时缓解孩子的不舒服。同时，还要注意正气的调护，帮助孩子的身体把该排的垃圾尽快排出来，不要去抑制它，因为堵不如疏，越抑制越是抑制不住的。所以，还是这句话，要帮助孩子培补正气，排出垃圾。

家长问：我家孩子小的时候就有湿疹，现在十几岁了，偶尔还会有。这是什么情况呢？

答：这种情况其实就是身体里的垃圾在小时候没有排完，长大了，身体还是会在特定的时候来排的，所以他隔三岔五可能还会有湿疹。如果孩子小的时候就及早进行干预，帮助身体恢复正气，帮助身体把垃圾排出来，那孩子也就不会在十几岁时还偶尔出现湿疹的情况了。

要避开的育儿坑

第四章

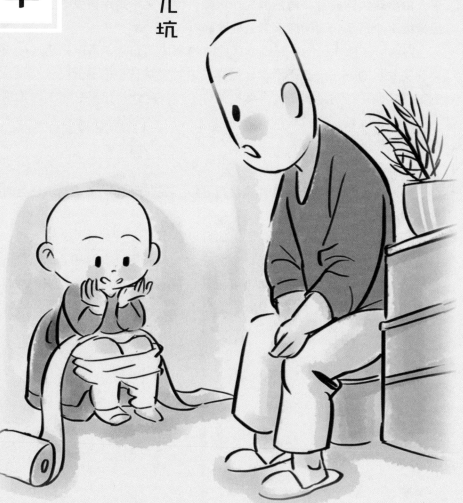

第一节 孩子便秘，多吃香蕉就管用吗？

吃香蕉就能拉出香蕉一样的大便，这是很多家长都有的一种看法。所以很多时候，孩子便秘了，家长就会给孩子吃香蕉，希望通过香蕉来解决便秘的问题，但结果却是，香蕉只能暂时缓解孩子的便秘情况。并且，对于身体本身就比较虚弱的孩子，尤其是长期便秘的孩子来说，香蕉不仅不能帮助他们排便，反而会使排便越来越困难，对香蕉也越来越依赖。

所以，我们会发现，脾胃相对好一点的孩子暂时解不出大便时，吃了香蕉就拉，不吃香蕉就不拉了。另外一些脾胃虚弱的孩子，吃了香蕉只会让他们的脾胃更加虚弱，便秘的情况也有可能会越来越严重。

既然香蕉不太管用，应该做点什么来帮助便秘的孩子呢？

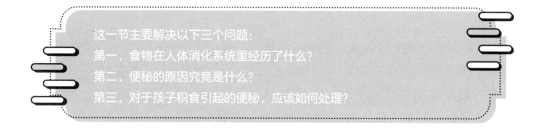

这一节主要解决以下三个问题：
第一，食物在人体消化系统里经历了什么？
第二，便秘的原因究竟是什么？
第三，对于孩子积食引起的便秘，应该如何处理？

食物通过消化道：漫长的旅程

当食物，比如香蕉进入消化道时，首先是进入口腔，经过牙齿的咀嚼和舌头的搅拌以后，通过喉咙到达食管。在食管里，香蕉通过的速度很快，就像坐过山车一样，大概 10 秒就到达了胃。

胃有一个特点，就是比较"好客"，对于上门的朋友基本上来者不拒。自己就算已经撑得很大了，还是会尽量接待所有来客。香蕉进去以后，胃就开始释放胃酸，开始加剧蠕动，把香蕉分解成食糜。

接下来，香蕉分解成的食糜就会进入小肠。小肠虽然长得不怎么样，但它展开的面积足足有 200 平方米，俨然是一座别墅！这样，也利于小肠充分地消化、吸收食物。这样，香蕉在小肠中就被转化成我们身体所需的营养物质了，包括水、无机盐、糖类和氨基酸等，而剩下的残渣就被送到了大肠。

远看大肠，就像一串珍珠项链，近一点儿看的话，大肠又像显示器的边框，给人一种呆呆的感觉。确实，它就是那种慢条斯理的"性格"，一点儿也不着急，动两下就休息一会儿，然后过一会儿又动两下。所以，虽然大肠的长度比小肠要短很多，但是食物残渣在大肠里面待的时间是最久的。快一点需要8小时，慢一点可能要待几十小时。另外，大肠里面还居住着各种肠道菌群，它们负责抵抗致病菌，促进肠道蠕动。

最后，这些食物残渣会形成大便，通过肛门排出体外。粗略计算，从吃入食物到排出大便的整个过程，需要 12 ～ 48 小时。具体需要多久是因人而异的，因为影响因素很多——每个人的体质不一样，食物成分不一样，所用时长也就会有所不同。

便秘的原因：垃圾多、水分少、动力不足

便秘是什么呢？《便秘中医诊疗专家共识意见（2017）》认为，排便次数每周小于 3 次，粪便干硬难下，或者是粪质不干，但是排便困难，就是便秘。因此，判断便秘最好的标准不是排便的次数，而是排便的困难程度。也就是说，即使每天都有大便，但是拉大便的时候感觉很痛苦，或者总感觉有东西没拉出来，这也算是便秘。

理解了这一点，接下来也就好理解便秘的原因了。总的来说，便秘无外乎三个原因：第一，肠道里的垃圾太多。大便经过肠道，一路上坑坑洼洼，还经常"塞车"，排便当然不顺畅。第二，肠道里面的温度太高。水分都被蒸干了，大便干硬得像颗大石头，所以肠道推不动大便。第三，肠道的动力不足。肠道本身很虚弱，能量不够，更不用说去推动大便了。

当然，这些原因往往也不是单一存在的，有可能是几个原因夹杂在一起。比如，身体比较好的孩子，如果吃太多，刚开始便秘的时候就是垃圾太多，堵住了通道；然后这些垃圾堆积起来，腐化发热，把水分蒸干，这样排便就更困难。这种情况就是第一个原因和第二个原因夹杂起来造成的。

特别要注意的是第三种肠道动力不足的情况。这时候给孩子吃香蕉来解决便秘是不合适的，使用其他泻下通便的药，比如番泻叶、三黄片之类的也

是不合适的。因为这些方法都不能增强肠道的动力，反而可能会减弱肠道的动力。

如果是孩子肠道里的垃圾太多，或者是肠道里的温度太高导致的便秘，给孩子吃香蕉是可以暂时缓解的。原因有以下两点。

第一，香蕉含有大量果糖和水溶性的植物纤维，它增加了肠道里液体的浓度，这样就会刺激高渗性胃液、肠液分泌，粪便就会变得比较湿软。

第二，香蕉还含有很多不容易被肠道消化的膳食纤维，当它碰到肠道的时候，会刺激肠道收缩蠕动，就像拿着小鞭子抽肠道一样："啪啪"，快点干活，快点干活。这样一来，原本慢性子的大肠不得不把吃奶的劲儿都使出来，赶紧把这些大便排出体外。

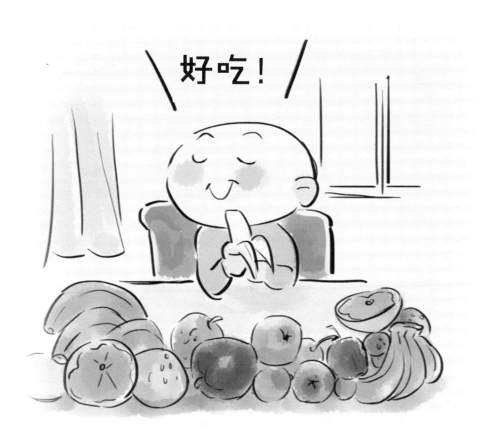

但是这里必须提醒家长，吃香蕉通便只是一个治标的策略，它并没有解决根本问题。如果只治标不治本，就会长期透支肠道的动力，让肠道像小马拉大车一样处于超负荷工作的状态，那肠道的功能就会越来越弱，对香蕉这一类能通便的食物或者药物的依赖性就会越来越大。

积食引起的实秘：交通管制 + 好好休息

这种积食滞留肠道，发热、蒸干水分，导致大便很干很硬的便秘，中医上就叫实热便秘，简称实秘。实秘通常是由积食引起的，它有三个判断标准。

第一，孩子嘴里有一股酸臭味，放的屁也非常臭，臭不可闻——因为肠道里有那么多积食一直堆着，就好像夏天的垃圾堆一样会发臭。

第二，孩子的手心比手背热一些，孩子的腹部、肚子比后背热一些。

第三，孩子晚上睡觉不太安稳。

另外，孩子舌苔黄、厚，爱喝水，脸蛋发红、发烫，也都是帮助我们判断实秘的依据。

如果判断出孩子是实秘，那具体的处理方式如下：

首先，家长必须反思一下，是不是给孩子吃了什么难消化的东西？是不是最近大鱼大肉吃得太多了？是不是把牛奶、冰激凌、糖果当正餐吃了？

如果有，家长就应该去调整孩子的饮食，因为肠道都已经"塞车"了，肯定就先要施行"交通管制"，先截住源头，那肠道堵塞的问题就解决了一大半。

与此同时，可以给孩子吃点增加肠道水分的润肠类食物。比如，吃一点香蕉（注意：一定得是熟透的香蕉），或者口服一点蜂蜜，帮助肠道把堆积在里面的垃圾排完。垃圾排完以后，就别再吃香蕉了，应该让肠道好好休息一下——不折腾就是最好的帮助。

第二节 每天都要追求"香蕉便"吗？

《便秘中医诊疗专家共识意见（2017）》指出，目前我国已经有 18.8% 的儿童得了便秘。也就是说，差不多每 5 个孩子里面就有 1 个得了便秘。正是由于便秘的这种普遍性和严重性，家长群体中出现了这样一种情形：追求孩子每天都能拉出金黄色的"香蕉便"。一旦孩子拉出了完美的大便，就非常开心；而只要孩子当天没有拉出大便，或者拉出的大便稍微有点异常，家长就开始焦虑，然后就开始一连串的纠结：孩子是不是便秘了？到底是哪里出了问题？要不要带孩子去医院看看？

这样一来，全家都可能会一起紧张，而如果一个家庭长期处于这样的氛围里，对孩子的成长是不利的。所以，苛求完美的大便，也是育儿路上的一个大坑。出现这种情况的根本原因，是家长不太了解孩子的大便，不知道应该怎么处理孩子出现异常大便的情况。

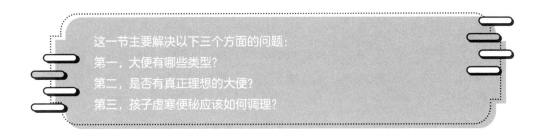

这一节主要解决以下三个方面的问题：

第一，大便有哪些类型？

第二，是否有真正理想的大便？

第三，孩子虚寒便秘应该如何调理？

理想的大便：香肠状，有型，不稀不硬

从构成来看，一般的大便可以分为液体和固体两部分。液体的主要成分是水，占了大概 3/4 的比例，剩下的 1/4 是固体。其中，固体部分又可以分为三份，一份是从肠道里脱落的细胞和各种细菌，一份是没有办法消化的食物残渣，还有一份就是蛋白质、脂肪、无机盐和脱水后的消化液残余。

从颜色来看，正常的大便是黄色的，或者稍微带一点点棕色。这种颜色主要来自于衰老的红细胞，当红细胞衰老后，会产生非结合胆红素，非结合胆红素通过血液循环进入肝脏，被肝脏加工为结合胆红素，又由肝脏分泌进入胆囊中储存。吃饭时，胆红素随胆汁进入小肠，与粪便混合。所以，呈现在我们面前的大便主要是黄色的。

但是如果大便出现其他颜色，比如说大便颜色变浅了，像白色的陶土一样，那可能是因为寄生虫、炎症、肿瘤等导致胆管阻塞、肿胀、狭窄，而使胆汁不能顺利排出；还有可能是药物导致的。有的时候小孩子会拉出黑色的大便，这种情况有可能是吃多了菠菜、黑芝麻等富含铁的食物，也有可能是上消化道出血了。

所以，如果孩子大便的颜色突然变得不正常，但是孩子的精神还不错，家长要先反思一下是不是给孩子吃了什么容易染色的东西，如果不是，还是要及时去医院就医，寻求医生的帮助。

从硬度和形状来看，大便可以分成 7 类。这种分类方法是 1997 年英国的一位医生总结的，叫布里斯托大便分类法。

第 1 类，是"羊屎蛋"，呈现为一颗一颗分散的状态；第 2 类，香肠状，但是大便表面疙疙瘩瘩，像拼接起来的一样；第 3 类，香肠状，但是表面有裂痕；第 4 类，香肠状，光滑柔软；第 5 类，柔软的，一块一块的，并且边缘比较光滑；第 6 类，蓬松的，一块一块的，糊状；第 7 类，完全呈液体状。

如果是第 5、第 6、第 7 三种类型的大便，那就说明这时候孩子正在腹泻。如果是第 1 和第 2 两类大便，说明孩子正处在便秘的状态。第 3 类和第 4 类才是理想的大便。

理想的大便与理想的调整

家长追求孩子能排出理想的大便是无可厚非的。但是家长也应该明白，想要孩子一年 365 天都能排出理想的大便，是不太可能办到的。因为身体的内环境本身就是动态平衡的过程，比如，进入低温环境中，毛孔就会自动收缩，防止热量过快流失；进入高温环境，毛孔又会扩大，以便加快散热。回到大便问题，吃得多一点，有可能就会拉得多一点；吃得特别少，大便当然会减少。所以，说到底大便只不过是对身体此时此刻的所处状态的反映；而便秘也只是在告诉我们，现在孩子身体里边的垃圾可能太多了，排不出来了，身体需要帮助。

所以，没有永远理想的大便，出现异常大便时，需要我们根据情况去做及时的调整。有的时候孩子的大便会干，那我们要考虑一下是什么情况会导致它干。有的时候孩子可能会腹泻，我们要思考一下是不是给孩子吃了什么不合适的东西。有的时候孩子的大便会特别臭，有的时候又会颜色异常，但要相信，只要我们调整得当，大便总是会回到正常状态的。

最简单、最实用的调理方法之一就是，把孩子每餐吃的食物和每天大便的情况如实地记录下来，然后再根据具体的情况来调整孩子的饮食，这个也就是我们所提倡的反馈式喂养。

举例来说，今天发现孩子的大便比较干，属于第 2 类硬度了，就可以考虑是不是因为吃了很多不好消化的东西，蔬菜是不是吃少了，下一餐的时候就可以减少不好消化的食物的比例，然后多给孩子吃一点容易消化的饭菜。随后孩子的大便很可能就会恢复到正常的、我们期望的"黄金香蕉便"的形态了。如果孩子的大便只是偶尔异常，这种短期的调理，效果是很快的；如果孩子是长期的大便异常，那可能调理的周期要长一点，家长对此应该有一个心理准备。

虚寒便秘调理：让肠胃暖起来

前面提到了一种类型的便秘叫实秘，它是由肠道里的垃圾太多和肠道里温度太高，水分被蒸干了，大便干硬推不动这两种原因夹杂引起的。有实就有虚，有实热便秘就有虚寒便秘，简称虚秘，它是肠道动力不足引起的，简单来说就是孩子身体的能量不足了，能量不足，肠道运动的能力也就不足，气血去推动肠道运动的能力也不足。这时候，如果肠道堆满垃圾，就会形成虚秘。

判断孩子是不是虚秘，有以下几个要点：首先是大便。一般来讲，虚秘的孩子的大便会比较腥臭，有点像臭鸡蛋的味道，或者虽然是没有什么味道，但从性状来看可能会不成形，或者是前干后稀。其次，虚秘的孩子可能看起来不怎么长肉，脸色也发白、发黄，或者是发青、发暗。最后，孩子睡眠不太好，嘴唇的颜色总体来说会淡一点，舌头也是淡红或者偏淡的颜色，看起来胖胖的，给人一种湿嗒嗒的感觉，舌苔是白腻的。

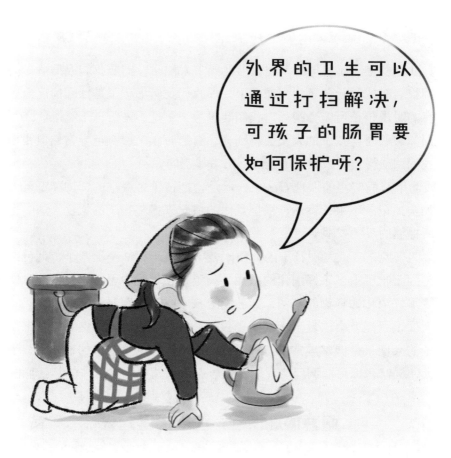

外界的卫生可以通过打扫解决，可孩子的肠胃要如何保护呀？

针对虚秘的调理总原则是增强肠胃的蠕动能力，让孩子的肠胃暖起来。

第一，减轻孩子肠胃的负担。家长可以适当减少食物的种类，少吃油腻、高蛋白的食物，三餐尽量以孩子最好消化的食物为主，以便让肠胃好好休息。

第二，家长要多抽时间带孩子出去运动一下，把体内的气血调动起来，让身体恢复活力。

第三，可以选用温阳散寒脐贴给孩子调理。

脐贴也可以自制，简单来讲就是按照 2∶1∶1 的比例，将桂圆肉、花椒、艾绒放在一起捣碎，然后捏成一颗比鹌鹑蛋小一些的绒球，放到孩子的肚脐处，再用防过敏的医用胶布贴好就行了。一般来说是晚上睡前贴，第二天早上再撕下来。当我们观察到孩子的小肚子、手脚都开始变温暖了，便秘也得到改善了，就可以不贴了。

第三节　益生菌就是"精品屎"，你会给孩子吃吗？

家长对益生菌应该是再熟悉不过了。便利店、超市的很多酸奶都标注了含有益生菌，比如保加利亚乳杆菌、双歧杆菌之类的，而且宣传说多吃益生菌、补充益生菌可以加强我们的免疫系统，促进肠道维持微生物的生态平衡等。但是益生菌的这个功效到现在为止还没有特别有力的证据可以证明。美国食品药品监督管理局因此明确规定：不允许任何广告宣传酸奶具有改善健康的功效。《美国儿科学会育儿百科》也指出：截至目前，没有具有说服力的证据，证明在婴儿配方奶粉中使用益生菌是有益的。

那么，在现实生活中，把益生菌作为缓解孩子便秘的万能药，甚至当作保健品长期来吃，很可能是育儿路上的一个大坑。

这一节主要解决以下三个方面的问题：
第一，什么是益生菌？益生菌是怎么"益生"的？
第二，进入人体的益生菌到底有什么作用？
第三，调理孩子的便秘，如果不用益生菌，那我们可以怎么做？

地方保护主义：益生菌排斥异乡人

益生菌就是一类细菌的总称。它拥有四大类，在每个大类里面，又有许许多多的分支，但是可以用于食物的益生菌还是少数。卫健委发布的《可用于食品的菌种名单》和《可用于婴幼儿食品的菌种名单》中提到，食物里面可以添加的益生菌有 30 多种，而可添加于 1 岁以上幼儿食品的只有 13 种对于这些益生菌来说，从出生那天起，就永远跟我们人类联系在一起了。它们生活的地方就是我们的肠道，也会随着我们的大便排出体外。它们这一生最大的特点就是跟人体共生，我们给益生菌提供温暖湿润的环境，提供养料和食物；益生菌则会给肠道绒毛做护理，让肠道绒毛更加强壮，更加健康，这样一来，肠道就可以更充分地吸收营养了。另外，益生菌还会驱赶那些企图破坏我们身体健康的有害菌，从而保护我们的肠道，保护人体。这就是益生菌跟人体的共生关系。

俗话说：一方水土养一方人。人体内的细菌也是这样的，个体不同，那身体里的细菌就是不一样的。第一，我们每个人体内的环境，包括肠道的温度、酸碱度、氧气含量等不完全一样。第二，我们喂养给这些细菌吃的东西也是不一样的。比如，有些人吃很多肉，有些人吃很多蔬菜，这样喂养出来的细菌的群落当然会有所不同。第三，我们所处的自然环境里也含有各种各样的微生物种群，它们也是非常不一样的。

所以，我们每个人生活的环境和习惯不同，体内的菌群自然也不太一样。一旦我们体内形成比较稳定的内环境，一般来说，体内菌群不会发生特别大的变化，至少在短时间内不会发生很大的变化。

这时候我们从外部补充的益生菌，基本上属于外来户，它们进入身体以后，不太容易繁殖和存活。也有研究指出，益生菌的任何作用只有在摄入益生菌的时候才会体现，一旦停止摄入，肠道里的细菌会回到原来的状态。所以，肠道里菌群的种类，取决于每个人体内的内环境和喂给这些细菌吃的东西，外来的细菌顶多会临时起一些作用，活不长久。

不过这些外来的益生菌，不管是活着还是死了，都会或多或少地激发人体的免疫系统，这倒不是什么坏事情。另外，我们喝的酸奶里的益生菌，实际上在进入肠道之前就已经发挥作用了。因为这些益生菌把牛奶中的一些不好消化的物质已经进行了初步的分解，所以喝酸奶比喝牛奶要更好消化一些，更不容易过敏或者腹泻。这对我们来说也是一件好事。

益生菌就是"精品屎"，别迷信治疗作用

其实，我们平时给孩子吃的益生菌是从健康人的粪便中提取的微生物培养繁殖，然后再加工做成的。所以叫它"精品屎"，也是有一定道理的。目前市面上最常见的益生菌产品之一，每一克成分里含有屎肠球菌1亿多个、枯草杆菌1 500万个。我们知道，每个人肠道内的细菌种类是很多的，它们共同组成了人体肠道的微生态系统，那仅仅补充这两种益生菌能够起到多少效果呢？

所以，关于益生菌的作用到底有多大，实际上不太好衡量。现在基本上没有非常有力的证据表明，吃进去的益生菌可以起到立竿见影治疗便秘的效果。并且，益生菌在进入肠道之前，要经过胃酸的消磨和腐蚀，所以绝大部分益生菌还没有到达小肠就已经死了。

所以，我们不必迷信益生菌的治疗作用。

调理孩子便秘：从源头抓起

从源头上来看，孩子的便秘大多数还是生活习惯导致的。因此，要改善孩子的便秘，就必须适当调整孩子的饮食，改变其生活习惯。所以，在反馈式喂养的基础上，同时还要做到以下两点：

第一，要顺应肠道的规律，帮助孩子养成排便的习惯。虽然大肠的性格有点懒散，但是好在它比较规律，喜欢在特定的时间活动。

从中医的角度来看，早上大肠的能量比较充足，蠕动会比较频繁，是一天中便意最强的时候。所以，每天早上孩子起床后去排一次便是比较好的习惯。不过，家长不必过于纠结哪个时间点让孩子去排便，因为大肠不太在意小孩子是什么时候排便，它更在意的是排便是否规律。如果每天都在特定的时间段排便，大肠也会慢慢养成在这个时间段活动的习惯。所以，养成规律的排便习惯是很有必要的。

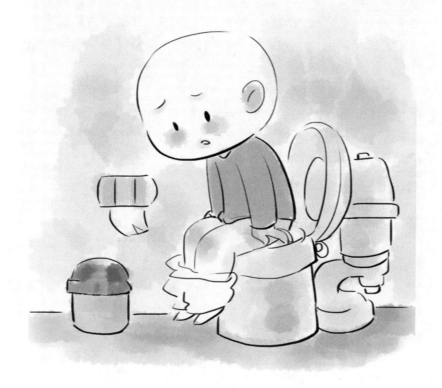

　　第二，要让孩子适量运动，以促进身体气血的生发和流转，保证肠胃的蠕动。

　　适当的运动能够帮助孩子调节身体的机能，改善肠道的功能，促进食物的消化和吸收。所以，在孩子身体条件允许的情况下，多让孩子活动肯定是有益的。活动的形式也不太重要，不管是玩还是做一些体育运动都能够达到相同的目的——孩子自己的能量足了，免疫力增强了，就能够慢慢减少对这些保健品或者是药品的依赖，能够真正实现自我强大和自我成长。

第四节 孩子大便干结、有血丝，用开塞露可以吗？

很多家长可能会遇到这种情况，就是孩子大便非常干燥，硬硬的，还可能夹杂血丝，也很难排出来。甚至因为怕痛，孩子都不太敢排大便了。这时候，家长往往会选择用开塞露来通便。从通便效果上来看，刚开始的时候可能还不错。但是，如果一直不解决根本问题，只是用开塞露的话，就可能使得孩子的便秘情况越来越严重，用开塞露的效果也会越来越差。

所以，如果一发现孩子大便干结、有血丝，就用开塞露来处理，而且长期给孩子用开塞露，就很可能陷入又一个育儿坑。

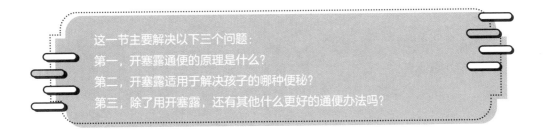

这一节主要解决以下三个问题：
第一，开塞露通便的原理是什么？
第二，开塞露适用于解决孩子的哪种便秘？
第三，除了用开塞露，还有其他什么更好的通便办法吗？

慢慢失效：开塞露刺激大肠排便

开塞露是一种润滑性的复方制剂，它的主要成分是甘油、山梨醇和硫酸镁等，这些成分都是溶于水的。其中，甘油主要起润滑作用；而山梨醇和硫酸镁都在短时间内促使更多的水分渗入肠道，软化大便。这样大便就会很容易排出来。另外，甘油、山梨醇、硫酸镁这些成分还有一个共性：都能够刺激肠道，让肠道加速蠕动，从而使便意增加。

所以，用了开塞露以后，孩子一般排便都会比较快，5～10分钟就有效果，最迟的一般也不会超过30分钟。

当然，这和开塞露的使用方式也是密切相关的。开塞露是通过肛门直接注入药物的，这样各种有效成分就能够直接作用于肠道。"命令"大肠快点蠕动，让更多的水分渗入肠道，软化大便，从而把大便顺利地排出来。

但是，因为开塞露主要是不断地刺激大肠，"命令"大肠加快蠕动来排便，所以，如果经常给孩子使用，大肠对开塞露的刺激就会变得越来越不敏感。举个例子，就好像家长刚开始带孩子一起做家务一样，孩子可能会很兴奋、很配合。但是如果天天都让孩子来做家务，甚至是大量的家务劳动，孩子就可能失去兴趣了。同样的道理，开塞露用久了，效果也就会越来越差。

虚秘是该有的没有，实秘是不该有的很多

如果孩子是虚秘，那就说明他身体的正气比较缺乏，免疫力也比较低下。这时候孩子便秘的根本原因是身体的能量不足了，能量不足，气血推动的能力就会变弱，肠道的运动能力也会变弱，所以推不动大便了。如果这时候只是给孩子使用开塞露，并不会增加其身体的能量，对于肠道推动力的改善还是没多大的作用。所以，孩子虚秘用开塞露，只能一时地缓解便秘，起不到根本性的治疗作用。

如果孩子是实秘，那就说明孩子身体里的正气还比较足。他发生实秘的原因很可能就是吃得太多了，消化不了的食物变成了垃圾堆积在肠道里；并且，如果这个时候大便太干太硬，就很容易弄破肠黏膜，就会有血丝。但是也不用太担心，只要帮助孩子把大便顺利排出体外就行了，肠黏膜的自我修复能力非常强，它会自己修复好的。对于这种时候，为了救急，但又找不到其他更好的方法时，是可以使用开塞露的。这一点，家长就不要过于纠结了。

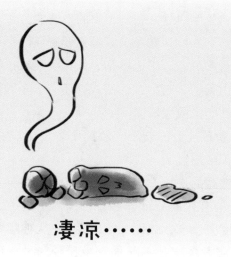

凄凉……

便秘救急的天然方：蜜煎导

对于孩子的实秘，中医也有很好的办法，而且非常简单实用，就是蜜煎导。蜜煎导这个名字本身就包含了原材料、制作方法以及功效。其中，"蜜"就是指原材料蜂蜜，"煎"就是制作加工的方法，"导"指它的功效是把大便引导出来。简单来讲，就是通过用加热浓缩后的蜂蜜塞入孩子的肛门里的方式来帮助孩子排便。

这个小方法出自医圣张仲景的经典著作《伤寒杂病论》，它除了可以帮助孩子排便，同时还能够滋润肠道，对孩子的肠道和肛门有一定的保护作用。

蜜煎导的制作方法：第一步，找一个合适的容器。比较理想的容器是不锈钢的小勺子。

第二步是选材，要求是没有加糖的纯度比较高的蜂蜜。

第三步是煎。先把蜂蜜倒在不锈钢的小勺子里，不要倒满，大概 2/3 就可以了，然后开小火来煎蜂蜜。注意要控制火力，如果泡沫太大的话，需要离火远一些。小火慢煎，等到蜂蜜的颜色逐渐由浅黄色变为深黄色，就表示煎得差不多了。

第四步是冷却，让煎好的蜂蜜慢慢晾凉，在蜂蜜不烫手的时候就可以进行下一步了。

第五步是塑形，也就是把蜂蜜搓成小拇指大小的条形物，两三厘米长就行了。如果觉得蜂蜜特别烫，可以用一块土豆挖个洞，把熬好的蜂蜜倒进去，等它凝固之后再倒出来就可以了。这样一个简单的蜜煎导就做好了。

在使用的时候，抬高孩子的屁股，慢慢地把蜜煎导塞到孩子肛门里边，如果觉得不够润滑，可以蘸水润滑一下。最好让孩子保持屁股抬高的姿势，家长用手帮忙夹一会儿孩子的屁股，等待孩子便意的到来。

小结与答疑

本章小结

这章一共分享了四种类型的育儿坑。

第一个坑：孩子便秘，家长长期用给孩子吃香蕉的方式来解决。实际上香蕉只能暂时缓解便秘，有的孩子吃了香蕉就拉，不吃香蕉又不拉了。特别是长期便秘的小孩，老吃香蕉只会让脾胃更加虚弱，能量不足，便秘也会越来越严重。

第二个坑：期盼孩子每天都能拉出"黄金香蕉便"。大便是我们身体状况，尤其是消化系统状况的"仪表盘"，正常情况下，这个仪表盘的指针会在合理的区间摆动，有的时候好些，有的时候不太好，关系并不大，因为身体是可以自动调整的。如果家长特别焦虑，会弄得全家都跟着一起紧张，孩子也会紧张，就很容易影响到正常排便。

第三个坑：迷信益生菌治疗便秘的作用，甚至长期给孩子吃益生菌。通过了解益生菌的组成和益生菌跟身体的共生情况，我们知道，要保持体内菌群正常，需要改善身体的内环境，而不是长期靠外部来补给。

第四个坑：一发现孩子大便比较干，就用开塞露来通便，或者长期给孩子用开塞露。这样是治标不治本的，而且会让孩子的肠道对药物形成依赖。

另外，我们总结了两类便秘——实秘和虚秘的辨证要点和处理方式。

首先是实秘。它的判断要点是，口臭，放的屁也臭不可闻；手心比手背热，胸腹部比后背热；晚上睡觉不安稳；爱喝水，脸蛋发红发烫；大便干硬，很多时候是羊屎蛋。

针对实秘，家长可以做的是给孩子吃点润肠的食物，比如香蕉，比如猪油拌饭，比如蜂蜜。等孩子肚子里的垃圾排完了就停止服用，再让肠道好好休息休息。

其次是虚秘。它的判断要点是，大便有腥臭味，或者几乎没什么臭味；形状上，可能会不成形，或者是前干后稀；脸色偏白，或者发青发暗，嘴唇通常是很浅的淡红色；舌头颜色也偏淡红，舌苔较白，可能还有齿痕。

针对肠道动力不足的虚秘，家长需要让孩子的肠胃暖起来，动力充足起来。所以，可以适当简化孩子的饮食，让孩子的肠胃好好休息一下；还要多去运动，促进血液循环；还可以用艾绒、花椒、桂圆肉做成的脐贴给孩子贴。当然，非常温柔地按摩孩子的肚子，也是有帮助的。

另外，如果是便秘救急的情况，可以给孩子用蜜煎导来处理。就是把蜂蜜煎干变硬了以后，做成栓剂塞入孩子的肛门里，可以替代开塞露来给孩子通便。但是要注意，这种方法也仅是治标的方法，真正的原因还需要去认真了解分析，确定了真正原因再进行针对性处理。

常见问题答疑

家长问：我家孩子的辅食从米糊改为粥，粥加了捣碎的肉跟青菜，孩子吃了就开始便秘了，后面不加肉和青菜也便秘，已经有好长一段时间了。几乎每次排便都异常痛苦，甚至带血。应该怎么办呢？

答：孩子还小，脾胃功能还没有发育完善，他的消化能力还不能适应辅食的改变。这时候呢，要根据他吃了饭之后的反应来添加。一般来说，一岁以内的孩子能消化好一般谷物、根茎类蔬菜、一点点杂粮，就很不错了。建议可以先给孩子喂白粥。

但是，如果孩子大一点的话，就应该换个思路了，因为人不能天天喝白粥。这时候要解决的其实是孩子脾胃功能的问题。精简的食物可以保护脾胃，但更多的还是要增强体质，加强锻炼，保证充足的睡眠，这样才能恢复孩子脾胃的功能，从根本上解决问题。

家长问：孩子一周岁，经常便秘，拉出来的大便像羊屎蛋。从小鼻梁就有青筋，大便特别臭。之前靠开塞露拉了一段时间，现在开塞露也不管用了，抵抗力也比较差，他的体质属于寒还是热呢？

答：这个孩子整体是寒的，但也可能夹杂局部的热。之前已经讲过，开塞露不能经常用，它不仅解决不了根本问题，还会使孩子产生依赖性，所以使用上要慎重一点。提升孩子脾胃的运化能力才是最重要的。可以尝试着给孩子揉肚子，经常带他去运动，还可以用脐贴温暖一下孩子的肚子。

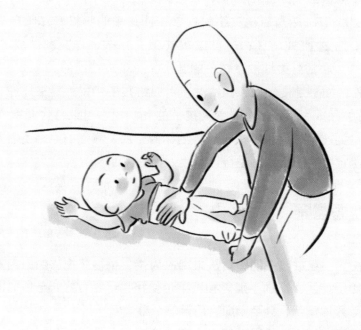

轻柔地揉腹

家长问：我的小孩 15 个月大。最近 2 周排便时刚开始比较干，像玉米粒，每天排一次便。吃喝玩乐均正常，饮食上也给他多添加了蔬菜，但排便还是没有改善，不过孩子大便的时候看起来也不感觉疼，吃了酸奶排便会正常一点，该怎么办呢？

答：建议是不要太纠结。就像之前讲过的，不用追求每次大便都是完美的。孩子吃各种食物时，他的身体会自己调整、适应，我们要相信孩子，给他锻炼的机会。只要孩子的大便跟正常的情况偏差不是太大，就不需要纠结和焦虑，毕竟孩子以后要自己成长的，家长总不能护理一辈子，是吧？

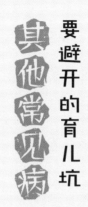

第五章

其他常见病

要避开的育儿坑

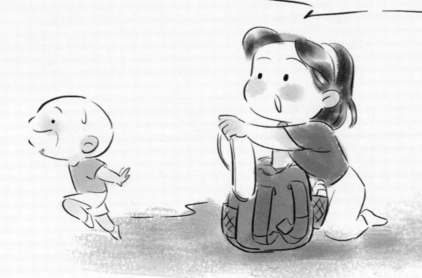

宝宝啊，来，妈妈给你换个吸汗巾，擦擦汗，别再跑啦。

第一节　小儿肺炎很吓人，必须住 ICU？

说到小儿肺炎，很多家长可能都会吓得脸色大变。因为绝大多数人都认为小儿肺炎很严重，甚至会威胁到孩子的生命。有的家长甚至认为，孩子得了肺炎就要住重症监护室（ICU）。确实，涉及孩子健康和生命安全的事情，再怎么认真、小心地对待都不为过。但是呢，家长们很可能把小儿肺炎想象得过于严重了，反而陷入了过于焦虑的坑里。这样对于孩子的治疗和康复都是弊大于利的。

先看一组关于小儿肺炎发病率的数据，了解一下整体情况。WHO 的数据显示，2009 年，中国大概有 2 100 万的孩子得小儿肺炎（2 100 万是 WHO 当年报道的数据，但可能缺乏严密的科学统计）。其中，又有 7%～13% 的孩子为重症，也就是 210 万左右。但是，随着医疗条件的不断改善，肺炎的患病率和死亡率是逐年下降的。另外，孩子得重症肺炎的原因主要是治疗不及时和治疗不当。《美国儿科学会育儿百科》也提到，虽然肺炎在过去非常危险，但如今，大多数孩子只要获得恰当的治疗，都可以康复。

所以，面对小儿肺炎，家长首先要做的是保持冷静，因为一旦焦虑、慌乱起来，就很可能导致治疗不及时或者治疗不当，伤害到孩子。

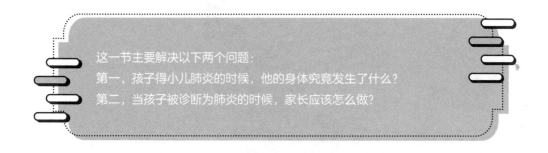

这一节主要解决以下两个问题：
第一，孩子得小儿肺炎的时候，他的身体究竟发生了什么？
第二，当孩子被诊断为肺炎的时候，家长应该怎么做？

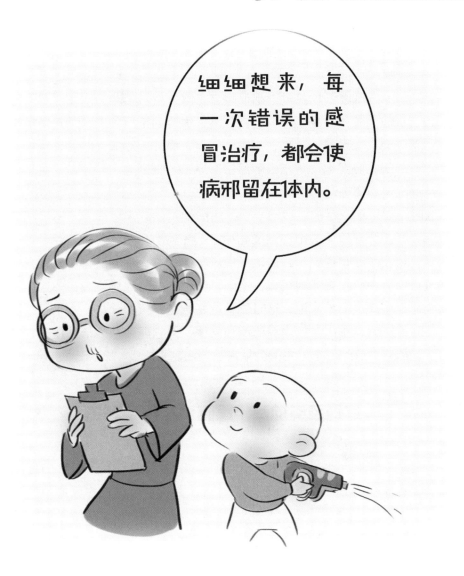

肺炎：城门失守，累及全身

从西医的角度来看，肺炎是指身体的远端气道、肺泡和肺间质的炎症；而引发炎症的病原体，主要包括细菌、病毒、真菌等致病微生物。

简单来说，就是这些"敌人"入侵肺部尤其是肺泡部分，导致了感染，进而孩子的肺就不能很好地吸入氧气，排出二氧化碳了。这时候，身体就会调集大量的"士兵"，包括 T 淋巴细胞、B 淋巴细胞、吞噬细胞等到达肺部和敌人作战。

但是，一方面由于敌我双方都很强大，双方就打得十分胶着；另一方面，战场上会形成大量的战场垃圾，也就是痰，很容易把气体交换的场所给堵住。所以，孩子会出现发热、咳嗽、痰壅、气促、鼻翼扇动等症状。痰壅指大量的痰堵塞了肺部；鼻翼扇动是指因肺部堵塞导致呼吸困难，孩子就会更用力地呼吸，从而出现鼻翼扇动的情况。

这时，如果不及时加以适当干预，病情就可能越来越严重，不仅呼吸功能受影响，甚至会导致血液循环系统、神经系统和消化系统都跟着受牵连。因为痰太多，堵住了呼吸道，新鲜的氧气供应不上，二氧化碳又排不出来，同时身体在"打仗"，亟须更多的氧气，又同时产生更多的战场垃圾……这样就会进入一个恶性循环。简单来说，这时候肺就好像是排气扇一样，本来是吸进"室外"的新鲜空气，排出"室内"的浑浊气体，但它现在被痰给粘住了，"转不动"了，那整个房间的空气也就会越来越浑浊。

处理肺炎的两个思路：扶正 + 祛邪

中医对于肺炎，也是有办法的，只不过现在很多家长一听到肺炎就紧张得要命，根本不考虑中医。如果方便的话，家长也可以找靠谱的中医医生来治疗。

之前我们提到过，患肺炎时，肺部就像排气扇失灵一样，体内和外界的空气不能顺畅交换了；另外，还会产生大量的痰液堵塞肺部。所以，中医在处理肺炎的时候，主要是两个思路：扶正 + 祛邪。

扶正，就是增加孩子的正气，不要用过多有伤害性的药物给孩子治疗，因为不伤害就是最好的扶正。

祛邪，主要就是帮助孩子排痰。如果痰多，就帮助化痰、排痰，让咳嗽更有力，把这些痰给咳出来；如果痰比较干，就需要在化痰的同时，适当降低"战场"的温度，让痰中的水分别蒸发太快——中医称之为清肺热；而且要从源头上阻断产生痰的渠道，找到这些痰产生的根本原因，并解决它，而不仅仅是压制症状。

　　另外还要提一点，临床上发现，盲目止咳很有可能是导致小儿肺炎的因素之一。其中的道理也很好理解——本来咳嗽就是身体正常排出痰液的生理反应，如果一味去压制，痰排不出来，就只能堵在肺部，造成呼吸障碍，进而导致肺炎。所以，可以通过给孩子搓背等方式来帮助排痰，只要痰顺利排出来了，气体交换没有严重障碍，剩下的问题就都好说了，甚至身体自己就可以解决。

第二节 咽喉红肿要清热泻火吗?

咽喉红肿,可以说是每个人都很容易遇到的症状,我们对此应该再熟悉不过了——有时候天气稍微有点异常,而自身的抵抗力又不足,就容易出现咽喉红肿的症状。对于我们大多数人来说,通常的做法就是一发现孩子咽喉红肿就马上给孩子泻火,也就是用诸如牛黄解毒片、银翘解毒片之类的清热泻火解毒的药物来治疗。

运气好一点的话,给孩子泻火后,孩子的咽喉红肿可能拖个几天就好了;运气不好的话,会拖延成慢性咽炎;更严重的是,慢性咽炎如果一直治不好,还可能并发鼻炎、支气管炎、肺炎等病症。

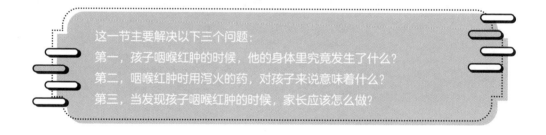

这一节主要解决以下三个问题:
第一,孩子咽喉红肿的时候,他的身体里究竟发生了什么?
第二,咽喉红肿时用泻火的药,对孩子来说意味着什么?
第三,当发现孩子咽喉红肿的时候,家长应该怎么做?

咽喉红肿:人体的交通要道堵塞了

咽喉是由咽和喉组成的。《黄帝内经·灵枢》里曾提到:"咽喉者,水谷之道也;喉咙者,气之所以上下也。"咽喉是消化和呼吸的通道,也是身体内物质、能量交换的交通要道。

咽喉红肿的情况,就像是在咽喉这个交通要道的部位聚集了很多烦躁的"司机"一样,这些"司机"就是滞留在红肿处的气血。"司机"们会烦躁不安,火气很大。

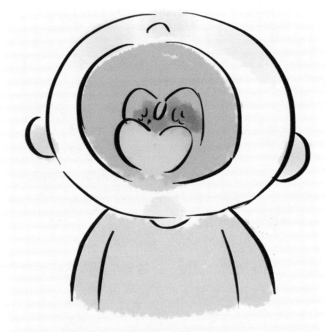

身体的气血跑得太快，道路
不通畅，就堵住了。

那为什么"司机"们会这样烦躁呢？有以下三种可能的原因。

第一，别处烦躁的"司机"转移过来了。身体是一个整体，当其他部位有热症的时候，也就是别处有很多烦躁的"司机"的时候，咽喉出现烦躁的"司机"的可能性就比较大了。

第二，很多"车"没油了，动力不足，出现了开不快、跑不动的情况。因为身体的运转能力下降，推动这些"车"行走的力量不够，所以"司机"越来越烦躁。

第三，一下子来的"车"太多，导致"大堵车"，"司机"开始烦躁不安。感冒时的咽喉红肿基本上是这种状态——气血被身体调过来跟敌人打仗，一下子来太多，摆不开阵仗，在咽喉这个部位"堵车"了，"司机"当然要烦躁不安。

清热泻火：让"司机"们暂时冷静下来

既然咽喉红肿的情况类似于出现很多烦躁的"司机"，开车堵在了路上，这个时候用清热泻火的方式来处理咽喉红肿，就好像是突然出现一个交警，打开高音喇叭对所有"司机"说：不要慌、不要急，请大家冷静下来，耐心等一等；来来来，吃个冰激凌消消火气，过一会儿路就通了。

说这句话的时候，"司机"们也许暂时会安静下来，但是，当大家一直等着，道路又始终不通的时候，就会逐渐又烦躁起来。这个时候，所有的"司机"就又会激动起来，拍桌子骂人了。可能有的"司机"脾气不好，一言不合就开打了，把道路弄坏了都是可能的。

所以，其实用清热泻火的方式来处理咽喉红肿，并不能从根本上解决问题。如果不处理别处的烦躁的"司机"，或者给跑得比较慢的"车"加油，或者疏通道路，那这个问题就一直解决不了。

分推腹阴阳：疏通"道路"和处理别处的烦躁"司机"

原理我们懂了，那具体到实际的方法，应该怎样帮助孩子来疏通"道路"，处理好烦躁的"司机"呢？

首先，不要只看到烦躁的"司机"，而是要去找到根本原因。所以需要确认一下孩子有没有积食的情况，比如积食的孩子可能出现舌苔厚、大便很臭等症状。如果有，解决积食的问题就好了，积食解决了，咽喉红肿自然会好。这就是处理身体其他部位烦躁的"司机"和疏通"道路"的方法。

可以给孩子做一个简单的推拿——分推腹阴阳。

我们可以把孩子的肚脐看作一棵松树的树根，咽喉部位就是树冠。它们之间的连线就是树干。家长只需要把两只手的拇指贴着树干的位置，向树根两边的方向推动就可以了。这有点像用两只手来掰苹果，只不过掰苹果的时候要用很大的力气，而帮孩子疏通道路只需要轻轻地用力就行了，每天给孩子推拿5～10分钟即可。

至于给跑得比较慢的车加油，就是补充正气了，可以参照之前讲的补充正气的方法。

第三节　孩子扁桃体反复发炎，要切除吗？

有一个绘本中的故事是这样的：兔妈妈带着小兔子去医院检查。狮子医生检查后说小兔子扁桃体发炎了，需要做切除手术。第二天，小兔子的家长就送小兔子去医院做手术。等它们一家入住病房的时候，旁边的小狗刚做完手术就开始吃冰激凌了。而故事的最后呢，小兔子做完手术醒来后，也是吃着冰激凌，感觉非常甜美。

但是，仔细考虑一下，扁桃体发炎就做手术来切掉，真的有必要吗？实际上，很多情况下并不是必要的，因为扁桃体首先是一个免疫器官，它是身体的一道防线。尤其对于孩子来说，切除扁桃体会降低其身体的免疫力。一项针对1979—1999 年出生的近 120 万名丹麦人的研究也表明，切除扁桃体的儿童患哮喘和其他肺部疾病的概率比不切除扁桃体的儿童高 3 倍。

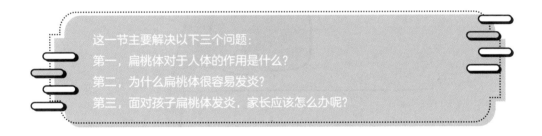

这一节主要解决以下三个问题：
第一，扁桃体对于人体的作用是什么？
第二，为什么扁桃体很容易发炎？
第三，面对孩子扁桃体发炎，家长应该怎么办呢？

扁桃体：称职的信号兵

扁桃体并不是一个单独的器官，而是一个大家族，这个大家族就像手环那样覆盖着咽喉，医学上把它们称为"瓦尔代尔氏扁桃体环"。这个大家族最下面的叫舌扁桃体，上面靠近鼻子和耳朵的叫咽扁桃体，也叫腺样体，左右两边叫腭扁桃体，也就是这一节讲的扁桃体。

怎么扁桃体看着有些发红？

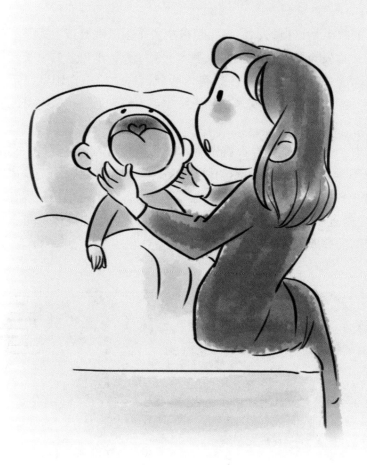

　　扁桃体在我们身体里扮演着信号兵的角色。当外界的邪气，比如细菌、病毒等通过食物或者空气进来挑衅、侵犯、搞破坏的时候，扁桃体就会马上识别出这些坏分子。然后，一方面扁桃体会把这个情况报告给身体和大脑，以便做好充分准备；另一方面，扁桃体还会做一些防御的工作，尽量把这些有害物质都阻挡在外面，不让这些有害物质长驱直入。

扁桃体反复发炎：跟敌人的拉锯战

俗话说百密一疏，尽管扁桃体这样精明能干，但它还是常常被敌人打得鼻青脸肿。因为天天和敌人打交道，天天都要提防它们，难免会有所疏忽。而且，更严重的是，这些敌人还非常狡猾，会想尽各种办法、使出各种坏招来搞破坏。

比如，入侵的细菌们会形成统一战线，共同编织一层膜覆盖在扁桃体的表面。这层膜叫"细菌生物膜"，它能够极大地提高附着在自己身上的细菌的耐药性。

又比如，有一种病毒叫作腺病毒，它就是导致孩子腺样体肥大和慢性扁桃体发炎的罪魁祸首之一，这种病毒会感染大多数慢性扁桃体炎患者的 T 淋巴细胞，以致病情反复，总是好不了。

手术切除扁桃体：需要慎重

用一句话来评价扁桃体，真是"成也萧何，败也萧何"，在一般的战争里，扁桃体就是身体的信号兵，帮助我们传递信号，抵抗敌人。但是，战争打了一阵后，扁桃体又会发炎、肿大，甚至还可能引发各种严重的并发症。这个时候，我们的身体就会很痛苦。为了彻底解决这个痛苦，很多人都认为，只能是"挥泪斩马谡"了。

但是，在决定手术前，我们应该再慎重考虑一下。

首先，能不用手术治疗就尽量不用；如果必须用，也尽量考虑部分切除手术。因为这样可以保留扁桃体信号兵的功能，继续保护我们的身体。

其次，采取手术的方式还需要满足一些条件。2016 年中国医师协会制定的《儿童急性扁桃体炎诊疗——临床实践指南》里就指出，切除扁桃体的手术要参考扁桃体炎发作的次数：①在之前的 1 年内扁桃体炎发作 7 次或更多次；②在之前的 2 年内每年扁桃体炎发作 5 次或更多次；③在之前的 3 年内每年扁桃体炎发作 3 次或更多次。另外，还要参考其他指征：比如，扁桃体过度肥大，已经影响到呼吸、睡眠、吞咽和语言等功能；或者已经引发了邻近器官的炎症，如中耳炎、鼻窦炎等；或者扁桃体炎引发了风湿性关节炎、心肌炎、肾炎等疾病。

处理扁桃体发炎： 炙甘草、桔梗煮水

中医处理扁桃体发炎，也有很多有效的方法，比如推拿、针灸等。长期的扁桃体发炎只是一个症状和结果，最重要的是找到造成扁桃体发炎的根本原因，到底是正气不足，还是邪气太盛？找到了根本原因，才能从根本上解决问题。

在此给大家推荐一个食疗方，如果孩子扁桃体发炎，只要是孩子能吃辅食了，就可以用。

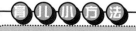

> 炙甘草桔梗水
>
> 　　具体来说，就是把炙甘草和桔梗各 3 克放到锅里，掺水煮 15 分钟左右。煮好了，放到保温杯里面，随时给孩子喝就行了。

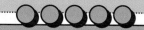

炙甘草的主要作用是增加脾胃的能量，补充人体的正气，而桔梗则会帮助扁桃体共同对抗病邪，把它们排出体外。炙甘草桔梗水对于扁桃体发炎和化脓有不错的效果，家长可以给孩子试试。

第四节 孩子腹泻，要马上吃止泻药吗？

一项针对全球疾病负担的研究显示，全球 5 岁以下的儿童的死亡原因中，腹泻占 10%，排在这个年龄段儿童死亡病因的第二位。

看到这些资料和数据，我们的第一反应就是腹泻的危害很严重。在生活中，家长也非常在意和紧张孩子的腹泻问题，一旦发现孩子腹泻，可能会马上就给他服用止泻药。

其实这种做法是错误的，吃止泻药来解决孩子腹泻的问题，很多时候其实是在帮倒忙。因为腹泻是身体的一种保护性措施，它是在帮助身体把细菌、病毒等有害物质排出体外，从而减少它们对孩子的伤害。随意服用止泻药并不能从根本上解决问题。

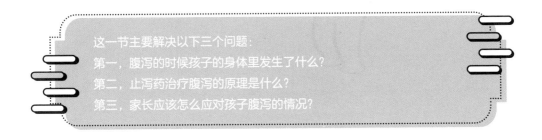

这一节主要解决以下三个问题：
第一，腹泻的时候孩子的身体里发生了什么？
第二，止泻药治疗腹泻的原理是什么？
第三，家长应该怎么应对孩子腹泻的情况？

腹泻：敌人和朋友都被排出体外

孩子腹泻一般来说有两种原因：一种是吃的东西不干净，把细菌、病毒等带到了肠胃；另一种是外邪入侵到了肠胃，比如肠胃受凉这种情况。这两种情形都会导致邪气聚集在孩子的肠胃，和身体里面的正气作斗争。

肚子咕噜噜，还有点痛痛……
我还想去便便……

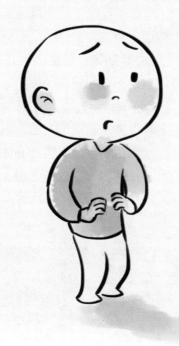

这时候，肠胃不仅消化吸收食物的能力会受到抑制，判断能力、识别能力也都会受到影响。用一个词来形容，就是敌我不分。它难以辨别出到底谁是朋友，谁是敌人。所以，大量的水、没怎么消化的食物，还有一些肉眼看不见的细菌、病毒、免疫细胞都被通通排出了体外。

那什么时候我们会连朋友和敌人一起排斥呢？肯定是非常危险的时刻，比如两国交战的时候，如果发现自己国家的某支部队里混进了小部分奸细，而且时间紧、任务又非常重，那也只有出一个狠招了，就是把整支部队通通赶走。

所以，其实腹泻也是身体不得已而为之的，但凡有更好的办法，身体就不会出此下策。

止泻药：关门厮杀是在帮倒忙

如果一腹泻就给孩子用止泻药，那就是在和身体对着干了。身体本来想的是把大门打开，把细菌、病毒外邪都赶走，但用止泻药就是把大门关紧，不给敌人也不给自己留一条出路。

但是话说回来，很多家长的担心也是可以理解的，因为腹泻如果一直都止不住，就可能会有脱水的危险。而脱水是腹泻导致死亡的重要原因，尤其是对于 1 ～ 2 岁的孩子，急性腹泻非常危险，甚至可能导致死亡。

所以，如果发现孩子腹泻 3 天了还止不住，或者多次大量地拉水样便，就有脱水的可能，这时候就要特别留意了。如果孩子出现囟门凹陷，眼眶凹陷，尿少甚至无尿，皮肤没有弹性，甚至四肢湿冷、低血压、休克等明显的脱水症状，就应该马上去医院找医生来处理，千万不要拖延。

处理孩子腹泻：补液，让子弹多飞一会儿

对于一般的腹泻，家长在家里就可以处理好。

首先，要给孩子口服补液，按照通俗的说法来讲，就是给孩子喝点儿糖盐水。口服补液的目的就是为了防止孩子脱水，维持他身体内电解质的平衡。然后，就可以等待身体自己去把问题处理好。

其次，推荐一个缓解腹泻的食疗方——炒面糊糊。具体的做法是，把锅烧热，放入面粉，不加油直接炒，但需要不停翻动。等面粉微黄后，移开锅，放凉后盛两三勺到小碗里，加点红糖调味，再加刚烧开的水，趁热搅拌成糊糊。炒面糊糊养脾胃、助消化，目的是帮助身体尽快恢复能量，好让身体有能量来排垃圾。

最后，在注意观察孩子情况的前提下，可以"让子弹多飞一会儿"，也就是让孩子的身体通过腹泻来自己解决问题；让他把垃圾排干净了，问题自然也就解决了。

小结与答疑

本章小结

这一章一共分享了 4 个在孩子其他常见病的处理上家长容易掉进去的坑。

第一个坑：听见小儿肺炎就六神无主，想把孩子送 ICU。 实际上，小儿肺炎有很多确切的、严格的诊断指标，家长如果过度焦虑，很可能间接造成治疗不及时或治疗不当。所以，千万别掉进过于焦虑的坑里，应该冷静理性地判断孩子状况，寻求专业帮助。

第二个坑：一发现孩子咽喉红肿就用牛黄解毒片、银翘解毒片之类的药物清热泻火解毒。 这些药只是针对症状来处理，属于扬汤止沸。我们一定要去找到根本原因，釜底抽薪。

第三个坑：孩子扁桃体发炎，觉得手术切除没什么影响，就直接切除了事。 扁桃体是身体的第一道防线，失去它，孩子身体的免疫功能就可能会受到影响，以后患其他疾病的概率也可能增加。因此，做扁桃体切除手术前一定要三思。

第四个坑：发现孩子腹泻，就马上吃止泻药来解决问题。 很多时候，这都是在帮倒忙。因为腹泻是身体的一种保护性措施，它主要是帮助身体把细菌、病毒、外邪排出体外，从而减少对孩子的伤害，随意服用止泻药反而可能把问题越拖越严重。

另外，还针对每种情况总结了一些比较实用的方法。

第一是小儿肺炎。在配合医生治疗的同时，可以尝试一些安全有效的方式来帮助孩子排痰，比如按摩、拍背。孩子患肺炎的时候，顺利排出痰液，是非常重要的一步。

第二是咽喉红肿。建议用分推腹阴阳的方法帮孩子把体内的那些烦躁的"司机们"解决掉。肚脐就是一棵树的树根，咽喉部位就是树冠，它们之间的连线就是树干。家长把两只手的拇指贴着树干的位置，分别向树根两边的方向推动就可以了。

第三是扁桃体发炎。护理的时候可以用炙甘草桔梗水。把炙甘草和桔梗各3 克放到锅里，掺水煮 15 分钟左右，煮好后放到保温杯里面，给孩子当水喝就行了。

第四是腹泻。要注意保证孩子水分和电解质的充足，给孩子喝点糖盐水、米汤之类的都十分有帮助。对于已经添加辅食的孩子，还可以做炒面糊糊给孩子吃。炒面糊糊助消化，养脾胃，目的是帮助身体尽快恢复能量，把该排出去的垃圾尽快排完。

常见问题答疑

家长问：我家孩子因为急性化脓性扁桃体炎发热住院了两次，头孢和阿莫西林等药物用了一个多月，出院后看了中医，说使用太多抗生素体质变差了，请问以后该怎么调理孩子的身体呢？

答：过度使用抗生素，对大人的身体都会造成伤害，更别说小孩子了。但是孩子已经受到伤害了，就立足现状，不用特别纠结之前的治疗史。实际上，调理的大方向还是不变的。第一，停止继续伤害；第二，让孩子先吃一些容易消化的食物，然后配合适当的运动，让孩子的身体休养生息，才有能力把身体里面积累的垃圾排出去。

家长问：孩子 5 个月大了，纯母乳喂养，体重长得慢，一个月长不到 1 千克。吃了母乳就腹泻，水样大便，有酸臭味，一天能拉五六次，而且只在白天拉，晚上 2 个小时吃一次母乳，不拉。请问应该怎么办？

答：因为母乳是妈妈身体里的产物，它跟妈妈的饮食和情志状况都有一定的关系。所以，妈妈可能需自己先检查、调整一下自己的饮食，生冷的、油腻的、高糖的、不容易消化的食物，最好暂停摄入。一般来说这样是能够解决问题的。

如果这样还解决不了问题，孩子还是腹泻，那可以适当减少母乳喂养的量以及次数，部分换成配方奶，观察是否缓解。

学会和疾病相处

孩子生病的时候是家长最为焦心、最为慌乱的时刻。看着孩子生病，有时候恨不得自己去生病，替他受这个罪。但是生老病死，是人生必须经历的，孩子生病也是一样。通过一次次生病，孩子能够跟这个世界更好地相处，所以，没什么可焦虑的，家长需要做的就是尽量不帮倒忙，有可能的话帮上一点儿小忙那就太好了。

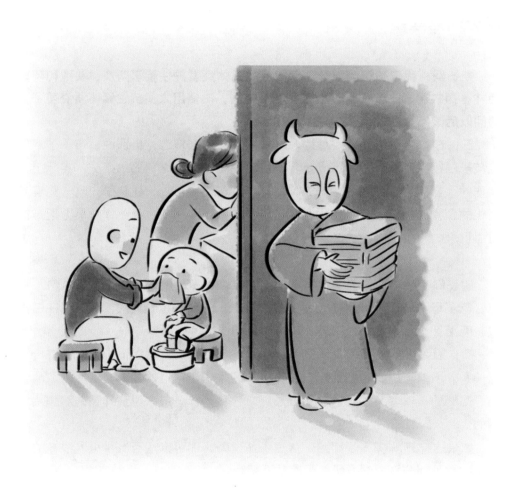

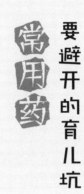

第六章

常用药

要避开的育儿坑

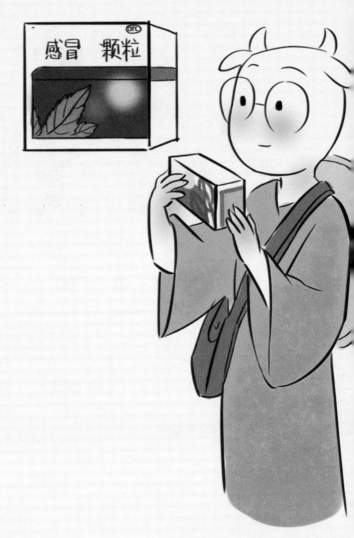

第一节　孩子长期积食，应该用焦三仙吗？

有一位妈妈说，她的孩子4岁了，因为过生日吃了鸡蛋、生日蛋糕，以及一点肉丸子，孩子就有点积食，肚子总是胀鼓鼓的，舌苔也有点厚；汗多，身上摸上去总是潮潮的感觉，睡觉的时候喜欢趴着睡，一晚上要蹬很多次被子。于是妈妈就给孩子喝了焦三仙，每天喝1次，一共喝了3天。孩子积食的问题就解决了。

听了这位妈妈讲的情况，你是不是觉得焦三仙很神奇？甚至有电视节目里的专家说一周一次给孩子喝焦三仙，还可以预防积食。

其实，焦三仙只对一般的积食有很好的效果，也就是平时身体还好，偶尔一次吃太多了，或者吃了不好消化的食物，造成孩子积食的情况。如果对于孩子长期积食的情况，喝焦三仙就解决不了根本问题。

> 这一节主要解决以下三个方面的问题：
> 第一，焦三仙这个大名鼎鼎的药到底是什么？
> 第二，焦三仙有什么样的功效？正确的使用方法是什么？
> 第三，为什么脾虚的孩子用焦三仙不管用？

焦三仙之"焦"：一道制药工序

焦三仙包括三味中药，分别是焦山楂、焦麦芽和焦神曲。

焦三仙里面的"焦"这个字，其实是一道制药的工序，就是把山楂、麦芽和神曲分别放到锅里炒。炒到山楂和神曲都是外面焦褐色、里面焦黄色，麦芽是棕黄色，然后取出来喷洒一点清水，再晒干就可以了。当然，为了方便起见，也可以直接去药店买。

那为什么要用"焦"这道工序来制备山楂、麦芽和神曲呢？因为经过"焦"这道工序后，山楂、麦芽和神曲的效果更好了，更容易帮助孩子解决积食的问题。

以前，很多研究人员以为，经过"焦"这道工序后山楂、麦芽和神曲的功效更好了，是因为经过这道工序后的山楂、麦芽和神曲中的淀粉酶、蛋白酶的活力增强。这些能帮助消化的酶的活力增强了，自然就能帮助身体更好地消化食物了。后来有研究发现，原来经过了"焦"这道工序后，这些酶的活力反而是减弱了。

所以，就有研究人员提出了一个概念——焦香气味物质，只要把山楂、麦芽、神曲炒焦后就会产生这种物质，它可以和其他化学成分一起配合，促进胃肠道的收缩蠕动，促进消化道分泌更多的消化液，以及刺激中枢神经来达到消除积食的目的。

焦三仙：消积导滞的良药

《中华人民共和国药典》记载，山楂是植物山里红或山楂的干燥成熟果实。它有大小两种，味道都是酸酸的、甜甜的。我们平时吃的糖葫芦和山楂片就是山楂做的，只不过它是大山楂做的，因为大山楂甜味更浓，酸味也少一点；而小山楂，就是入药的这一种了，它更酸，甜味更淡，消积食的作用也就更强。

山楂主要是消哪种积食呢？主要是消肉类食物。例如当我们炖一只老母鸡时，因为其肉很老，不容易炖烂，有经验的人便往往会往里面加一点山楂当调料，这样就比较容易炖烂了，而且这样也更利于我们消化和吸收。

麦芽是大麦的成熟果实经发芽干燥后制成的。如果孩子是馒头、面条一类面食吃太多了，吃焦麦芽就可以起到很好的促消化作用。当然，还有一种是炒稻芽，它主要是消吃太多米饭、薯芋造成的积食。

其实，麦芽我们应该比较熟悉——小时候常吃的"丁丁糖"，就是麦芽做的。以前，常常会有人肩挑一个担子，手上拿着小铁锤和铁片，走街串巷。他就是在卖"丁丁糖"，小铁锤和铁片发出"叮叮当、叮叮当"的声音，然后周围的孩子就围拢来，要买糖吃。

最后是神曲，它是由全麦粉加青蒿、苍耳、辣蓼、杏仁、赤小豆等药物熬成汁再经过发酵后制成的。发酵过后，原本紧实的麦粉就变得非常蓬松了，有点类似于给土地松土一样。我们知道，脾胃是后天之本，中医认为它就是"属土"的，所以，焦神曲不仅可以让食物变得蓬松、容易消化，还有健脾胃的作用。

讲到这里，你可能就明白了，如果孩子是吃多了肉引起的积食，可以单用焦山楂来帮助孩子消食化积；如果孩子是吃多了馒头、面条等主食而引起的积食，可以单用焦麦芽；如果孩子是吃多了米饭造成了积食，那也可以用焦神曲或者炒稻芽。不过，因为孩子吃东西的时候一般是混合着吃的，而且相对来说，吃肉食更容易导致积食。所以，建议最好焦山楂、焦麦芽和焦神曲三味药一起用。3岁及3岁以下的孩子，各3克，3岁以上的孩子各6克，放入适量水煮沸后转小火煮20分钟即可。一般给孩子喝3天左右就行了。如果还没有效果，就要找医生调理了，因为孩子的情况可能比较复杂。

还有一种情况是，因为孩子晚上睡觉前吃太多了，倒头就睡，食物就待在胃里面不怎么消化，在睡觉的过程中很容易产热，所以晚上容易踢被子。这在中医上就叫胃不和则卧不安。这样一来，孩子就比较容易感冒。因为神曲里面加了青蒿、辣蓼等解表除湿的药物，还能预防感冒，所以这种情况用焦三仙也是适合的。

对于脾虚的孩子，焦三仙不管用

长期喂养不当或者错误治疗导致的孩子脾胃虚弱，用焦三仙就不管用了，因为焦三仙的主要作用是帮助肠胃消除积食，但是对于改善脾胃本身的虚弱作用就很小了。这就好像是屋里有一堆垃圾，焦三仙的作用是帮忙把垃圾倒出去，但是如果不解决产生垃圾的根源问题，焦三仙一走，屋子里还会继续产生垃圾，堆积垃圾。

那怎么判断孩子是脾虚的积食还是一般的积食呢？

脾虚的积食相对于一般积食来说，第一，舌苔白，或者黄白，舌头的颜色偏淡；第二，孩子的脸色偏黄，喜欢温暖的东西贴着肚子；第三，和同龄人比较起来，可能长得比较瘦小，或者是虚胖；第四，孩子身体的免疫力比较弱，

积食了，注意饮
食清淡，再多多
地运动，问题就
不大啦。

羊爸爸，那我
怎么办呢？

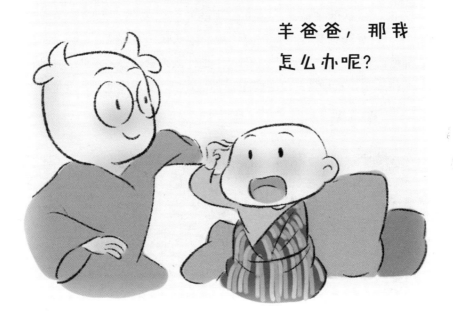

爱生病，容易感冒、发热；第五，孩子容易反复积食，比如刚给孩子喝焦三仙好了，过两天孩子又积食了。

如果孩子有这些情况，那喝焦三仙是不能解决根本问题的。

第二节　儿科"神药"蒲地蓝，你用过吗？

说到蒲地蓝，家长应该是再熟悉不过了。因为孩子一感冒，很多医生会开这个药，而且，孩子发热、感冒、扁桃体炎、手足口病，几乎都会用到这个药。所以蒲地蓝曾经一度被奉为儿科"神药"。

另一方面，自从蒲地蓝进入了儿童用药"黑名单"，人们又开始对蒲地蓝一味地排斥了，有的家长甚至都达到了谈蒲地蓝色变的地步。

其实蒲地蓝不是什么"神药"，但也不是什么"毒药"，不要一味地相信它，也不要过于排斥它，它只是治疗疾病的一个工具，只要正确使用，就是好的工具；而如果错误使用，那它就可能是坏的工具了。

> 这一节主要解决以下三个问题：
> 第一，为什么蒲地蓝的经历这样曲折，先是被奉为"神药"，后又被拉入"黑名单"？
> 第二，为什么大多数时候蒲地蓝都是在误用？
> 第三，什么情况下才适合使用蒲地蓝？

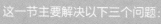

蒲地蓝的一生：有低谷也有高潮

蒲地蓝是一个大家庭，这个家庭里有三兄弟。老大是片剂，出生于1998年；老二是口服液，出生于2003年；老三是胶囊，出生于2005年。

像大多数中成药一样，在广大的药物世界里面，它们是不怎么起眼的，所以在很长一段时间里这三兄弟一直都过着默默无闻的生活。知道它们的人，也只是一部分中国的家庭。直到一个机遇出现，从此改变了它们的"人生"。

这个机遇出现在2012年8月，限制抗生素滥用的《抗菌药物临床应用管理办法》正式实施的那一刻。由于临床上对抗生素滥用的限制，而老二又叫蒲地蓝消炎口服液，这个中西混合的名字，让它迅速成为人们追逐的对象——从针对症状的角度来理解，消炎就是抗生素的作用，那么自然而然，蒲地蓝消炎口服液就可以取代抗生素了。

于是，从 2012 年到 2018 年，蒲地蓝达到了"人生"的巅峰。

戏剧性的是，2018 年 10 月 29 日，国家药监局发布了一则关于蒲地蓝消炎制剂的公告，蒲地蓝的"人生"又跌落到了谷底，几乎到了人人喊打的地步。用清代戏曲作家孔尚任的一句话来说，就是"眼看他起朱楼，眼看他宴宾客，眼看他楼塌了"。

这样说起来，蒲地蓝的"人生"确实很有戏剧性。

蒲地蓝的功效：清热解毒和泻火

为什么蒲地蓝会走上神坛，后又被众人抛弃呢？因为，大多数人只看到了蒲地蓝消炎口服液中的"消炎"二字，看到的完全是表面，对于蒲地蓝的实质及它的治病原理都不太清楚。

那么蒲地蓝这个药物的治病原理究竟是怎样的呢？

首先来看看蒲地蓝的药物组成。将蒲地蓝的名字拆开，就是三味中药：蒲公英、苦地丁和板蓝根，另外还有一味黄芩。

蒲公英的功效是清热解毒、消肿散结、利湿通淋。苦地丁的功效是清热解毒、散结消肿。板蓝根的功效是清热解毒、凉血利咽。黄芩的功效是清热燥湿、泻火解毒。它们的共同作用都是清热、解毒。

为了更好地理解蒲地蓝的功效，这里要引入一个中医概念——四气五味。四气是指中药所具有的寒、热、温、凉四种特性；五味是指中药的酸、苦、甘、辛、咸五种味道。

中药治疗疾病的原理就是用它所具有的性味来给身体纠偏。比如，冷了会想穿厚一点的衣服，热了会想脱一点衣服，但这都是在你身体处于正常状态的时候；一旦身体状态超出正常范围了，变得太冷或者太热，就需要用药物来帮助了。太热，就用寒凉的药物，太冷就用温热的药物。邪气在体表，就要用辛味来发散邪气。那么蒲地蓝含有的四味中药就属于寒凉且苦味的药物，寒凉能清热，而苦能泻火。

滥用蒲地蓝：引邪入里是误治

大多数时候人们感冒、发热是受寒邪入侵造成的，是细菌、病毒等邪气在人的体表和身体的正气作斗争，这时候用的方法是微微发一点儿汗，把邪气从身体表面发散出去。

如果一发现孩子感冒、发热就用蒲地蓝这种清热、解毒和泻火的药物，就像是浇一盆冷水，把正气和邪气都压制住，这样症状也就没有了，所以，我们看到的也就是感冒"被治好了"。

实际上这是把邪气往身体里面引，也就是把"敌人"往脾胃、肠道这些地方带，这样一来很可能就会伤害孩子脆弱的脾胃。等寒凉的蒲地蓝走了之后，暂时被压制的邪气又死灰复燃，这样感冒、发热就容易反复发作。

那这样说来，蒲地蓝就完全不能用了吗？也不是的，只要对症就可以用。比如，如果孩子本来身体里面有内热，就可以使用，因为对于身体里面的热，需要通过向下排出的方式来解决；有时候小孩病情比较急，急需控制症状，也可以使用。当然，这些情况下，孩子的病情可能比较复杂，最好是找医生来处理。

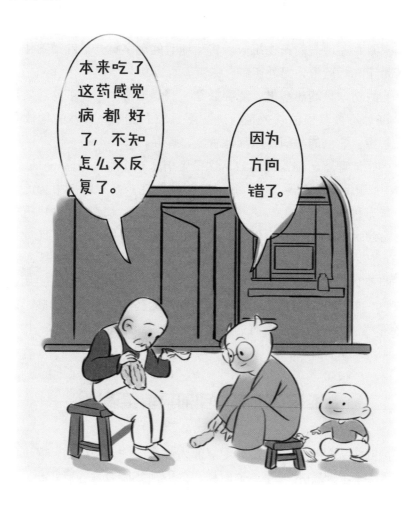

第三节 吃板蓝根能预防感冒吗？

国内外的大量研究发现，板蓝根具有抗菌、抗病毒、抗细菌内毒素、解热、抗炎以及调节免疫等多种功效；并且也有研究发现，板蓝根的这些功能是由于它含有生物碱类、有机酸类、苯丙素类、多肽类、多糖类等活性成分。

很多家长都经历过痛苦的"非典"时期，以及几次流感病毒肆虐的时期，板蓝根的作用就是在这些时候被神化了，近乎变成了治百病的"神药"。即使是今天，很多家庭也都会备上板蓝根，有的家长甚至在季节交替或者天气变化异常的时候，不管孩子有没有感冒都要给他泡一点板蓝根预防感冒。

其实板蓝根并不能预防感冒，并且长期这样用，很可能导致小孩子脾胃虚弱、免疫力下降。

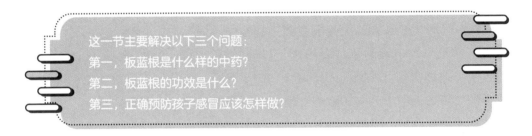

这一节主要解决以下三个问题：

第一，板蓝根是什么样的中药？

第二，板蓝根的功效是什么？

第三，正确预防孩子感冒应该怎样做？

跳出神话故事，理性看待板蓝根

说起板蓝根，有这样一个有趣的神话故事。

话说上古时代，人间遭受了一次大瘟疫，南海龙王和东海龙王从天庭返回龙宫的途中，看到了瘟疫肆虐的景象，非常痛心。于是，他们开始商量对策。最后南海的青金龙和东海的紫银龙主动请缨，去药王菩萨那里取了药种子来播种、培育。等到药材长成以后，两条龙就把这种药材的根煎水给患者服用。不久后，瘟疫就消失了。

在故事的最后，两条龙因为担心人间瘟疫再起，就化作两株药材留在人间。此后，人们知道这药材是两条龙变的，为了纪念这两条龙的无私奉献，就把它叫作"龙根"。后世的医家又把龙根的名字改成了我们都熟悉的板蓝根。

然而，神话故事毕竟只是人们美好愿望的一个反映，在现实生活中，人们也可能因为某种片面的观点，对板蓝根的功效过度夸大，把板蓝根神化。开头提到的用板蓝根来预防感冒其实就是一种"神化"的表现。

板蓝根预防感冒是个伪命题

既然要理性看待板蓝根，就不得不提到国家记载药品规格和标准的著作——《中华人民共和国药典》。书中记载：板蓝根是十字花科植物菘蓝的干燥根，秋季采挖，除去泥沙后晒干所得，性味苦寒。其功效为清热解毒，凉血利咽。那既然板蓝根具有清热解毒、凉血利咽的作用，是不是就意味着它可以杀死细菌、病毒？

从西医的角度来看，板蓝根的有效成分不能直接对导致人们感冒、发热的细菌和病毒进行杀灭。

从中医的角度来看，板蓝根有清热解毒的作用。这里的毒，并不是病毒的毒，当然也不是中毒的毒，而是指一种偏性。比如，出现咽喉红肿，舌头很红、很烫这种情况，就说明人体偏热，偏于亢奋了。这时候用板蓝根可以让身体不那么热，类似于灭火的效果。这才是解毒的原意，也是板蓝根在人体里面起作用的根本原理。

了解了原理，就比较好理解为什么用板蓝根来预防感冒不靠谱。

假设有一个基本健康的孩子，各种情况都还不错。他吃得下饭，消化也比较好，小便正常，大便软硬适中，睡觉的时候也比较安稳。总之，整个身体的正气比较足，处于一种平衡的状态里。

把这个孩子这时候的身体看成是一个国家，那这个国家也是比较强大的。对外能够睦邻友好，包容开放，对内能够安民和睦，上下一心。人民安居乐业，社会安定有序。官员坚守自己的岗位，战士召之即来、来之能战、战之能胜。

如果这时用板蓝根，就好像是为了避免战争的出现，先把身体王国的兵力都撤回。撤回了兵力，自然就不怎么打得起来了，即使是打，打得也不厉害。撤兵的同时也会减弱身体里气血的活动，尤其是肠胃部分的气血活动，所以仔细观察孩子会发现，他可能会胃口变差，不怎么想吃饭。

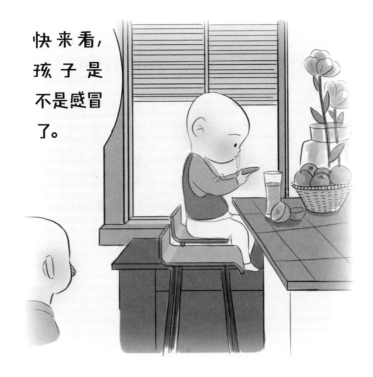

快来看，孩子是不是感冒了。

所以，归根结底，吃板蓝根预防感冒，属于主动投降的行为，这个做法真的很奇怪。

预防感冒要做的是少帮倒忙

吃板蓝根预防不了感冒，那家长可以做点什么来帮助孩子预防感冒呢？流感来的时候，一个班级里总有些孩子不会感冒，他们是怎么做到的呢？主要有两点。

第一，还是那句话："正气存内，邪不可干。"只要孩子的正气是充足的，他的抵抗力就是足够的，即使是被细菌、病毒感染了，也有强大的免疫系统快速地消灭这些病毒、细菌，恢复起来也是很快的。所以，如果家长还想为本来就健康的孩子做点什么的话，那就是不帮倒忙，根据天气变化及时加减衣物，保证孩子每天正常的饮食，多照顾一下孩子的脾胃。另外，晚上早点带孩子上床睡觉，让他拥有充足的睡眠，还可以适当运动，加速身体的新陈代谢，让气血运转通畅起来。

第二，家长别太焦虑，即使是已经吃了板蓝根也不用太焦虑。因为孩子身体的自我修复能力还是比较强的，只要不是长期大量给孩子服用板蓝根，还是比较容易恢复的，再不济还可以找靠谱的中医医生帮忙纠偏。

第四节　感冒打喷嚏、流鼻涕，用小儿氨酚黄那敏颗粒?

有一个妈妈，说她的孩子3个多月了，咳嗽了3天。前两天只是偶尔咳嗽，就没怎么在意！从第三天开始，咳嗽就突然变得厉害了，还开始流鼻涕、打喷嚏、流眼泪。因为家里平时备的是小儿氨酚黄那敏颗粒，所以妈妈就给他吃了这个药，但是孩子吃了后总感觉没什么劲，总是要睡觉。

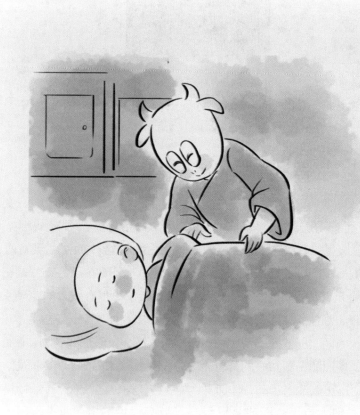

其实，看到孩子感冒了，有咳嗽、打喷嚏、流鼻涕的症状就吃氨酚黄那敏颗粒，很可能是育儿路上的一个坑。尤其是一岁以下的孩子并不适合吃这种药，因为小儿氨酚黄那敏颗粒容易导致出汗、乏力、嗜睡，长期或过量服用还有肝损伤、抑制中枢神经的风险，同时，它的作用也只是暂时抑制感冒的症状，并没有去针对孩子感冒的根本原因展开治疗。

> 这一节主要解决以下三个方面的问题：
> 第一，小儿氨酚黄那敏颗粒究竟是个什么样的药？有什么功效？
> 第二，小儿氨酚黄那敏颗粒的作用原理是什么？为什么吃了小儿氨酚黄那敏颗粒后，孩子会想睡觉，感觉没什么劲？
> 第三，怎样正确使用小儿氨酚黄那敏颗粒？

小儿氨酚黄那敏颗粒：中西药物混合制剂

先来看看小儿氨酚黄那敏颗粒的药物成分，它含有对乙酰氨基酚、人工牛黄、马来酸氯苯那敏，另外就是蔗糖，蔗糖占比为 96% 以上。

对乙酰氨基酚是一种非甾体抗炎药，主要通过抑制前列腺素的合成来实现解热镇痛的效果。

马来酸氯苯那敏，又叫扑尔敏，属于抗过敏药物。它能够阻断过敏反应在身体里传播的路径，让鼻子和眼睛等部位的平滑肌接收不到信号，那么流眼泪、打喷嚏、流涕等感冒症状也就缓解或者消失了。

人工牛黄算是一种人工合成的中药。《中华人民共和国药典》里记载，人工牛黄是一种黄色疏松粉末，味道是苦的，由牛胆粉、胆酸、猪去氧胆酸、牛磺酸、胆红素、胆固醇、微量元素等加工制成。人工牛黄从性味上来说是甘凉的，可以清热解毒，化痰定惊。

所以，讲到这里大家就清楚了，小儿氨酚黄那敏实际上是两味西药和一味中药混合起来制成的，其中一味是解热镇痛的，一味是抗过敏的，还有一味是清热解毒，化痰定惊的。

让身体冷静下来的药

从小儿氨酚黄那敏的药物组成中可以发现，这三味药有一个共同点：它们的作用都是让身体尽快放松、尽快冷静下来。尤其是马来酸氯苯那敏，它还具有中枢神经的抑制作用，所以会导致孩子吃药后很倦怠、疲劳，总是想睡觉。

对于普通的感冒来说，孩子出现的症状，比如流眼泪、流鼻涕、打喷嚏、发热，等等，都是身体里面的正气和入侵的邪气在作战。用小儿氨酚黄那敏颗粒，就是强硬地让战争停下来，让双方都进入休眠状态。

这时候，如果孩子的身体平时比较好，是可以趁着正邪双方都休眠的时候，再从周围调集一些正气，找机会再把这些邪气给赶出身体的。但是如果正气不足呢？就只能眼睁睁地看着这些病理产物堆积起来，身体慢慢就变成"垃圾场"了。变成"垃圾场"以后，"道路"就没那么畅通了，整个身体的活力也就逐渐地降低了。

根据用药目的来决定是否使用

说了这么多坏处，那这个药真的一无是处吗？实际上也不是，这个药有一个副作用不算坏，那就是神经抑制作用。吃了药以后，孩子一般会比较嗜睡，食欲也会降低。这样其实就给身体提供了一个很好的休养生息的机会。孩子好好休息后，恢复了能量和应有的抵抗力，对身体的恢复也确实是有一定的帮助的。

那么，到底感冒了能不能用这个药呢？其实还得看治疗的目的。

如果是想尽快解决症状，让孩子舒服一点，暂不考虑治本的问题，只是治标，那就可以严格按照说明书适当使用。

如果是想让孩子彻底恢复，那还是建议根据孩子的具体症状来鉴别。是寒的，还是热的？孩子身体的正气是充足，还是不充足？生病的部位到底是表是里？这些情况都最好寻找医生帮助来确定诊断后再决定如何用药。

第五节　孩子感冒、发热，又用安儿宁颗粒?

安儿宁颗粒这个药，就名字而言很容易让我们联想到安宁，平安康宁，以及小孩子吃了后就会乖乖睡一个安稳的觉之类的情景。

之前有一位妈妈说，她的女儿两岁之前经常感冒、发热，那里的医生就喜欢给孩子开这个药。结果呢，孩子感冒、发热倒是每次都治好了，但孩子的身体却似乎变得虚弱了，胃口也受到了影响，孩子感冒、发热好像是越来越频繁了。很多时候，周围的小孩都没有感冒、发热，她的小孩却感冒、发热了。

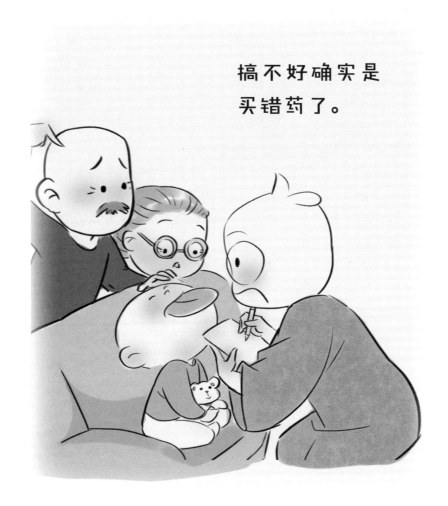

搞不好确实是
买错药了。

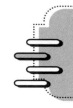
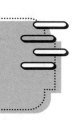

这一节主要解决以下两个方面的问题：
第一，安儿宁颗粒到底是个什么样的药？有什么功效？
第二，为什么说安儿宁颗粒不太适合一般感冒发热的孩子用？

安儿宁颗粒：藏医传统古验方

首先来看看安儿宁颗粒的主要有效成分。安儿宁颗粒，是藏医传统古验方，它的成分是天竺黄、红花、人工牛黄、岩白菜、甘草、高山辣根菜、洪连、白檀香、唐古特乌头等。

其中，人工牛黄前面讲到过，性味是甘凉的，可以清热解毒，化痰定惊。

天竺黄，它是竹子里黄白色的石块状物质。这些竹子因为虫蛀或者自然受损以后，会流出一些汁液，汁液停留在竹节里，日积月累，干结以后就凝结成了天竺黄。天竺黄是甘寒之品，有清热化痰的功效。《中华人民共和国药典》就记载，天竺黄有清热豁痰，凉心定惊的功效。

唐古特乌头，它清热解毒，生肌收口，燥湿。唐古特乌头是乌头的一种，是藏药的一种。通常中药用的川乌，产自四川江油。可能家长还听说过一味中药叫附子。这个附子和川乌其实是同一种乌头植物上的不同部位，川乌是它的主根，而附子是旁边的副根。川乌和附子有一定的毒性，但是也不用对川乌特别害怕，因为药用好了、用对了，都是好药，用错了，再好的药都是"毒药"。附子和川乌属于大辛大热的药，用于祛寒，但是唐古特乌头药性却不一样，是苦、凉的，用于清热。

回到安儿宁颗粒这个药，其中的人工牛黄、天竺黄和唐古特乌头都是药性强、药性烈的药物，且都以寒凉药为主，安儿宁颗粒对于非藏区的孩子一般的感冒和发热来说，确实是有点过于猛烈了。

另外，高山辣根菜、洪连也是苦寒之品。所以，常用安儿宁颗粒，很容易伤到孩子的脾胃。孩子在治疗的时候，还是要尽量考虑得长远一点，要保护好孩子的各个脏腑，尤其是脾胃这个后天之本。因为只有保护好了脾胃，孩子的正气才有充足的可能性。

一方水土养一方人

有句老话叫："一方水土养一方人。"它是指，不同地域的人，由于环境不同、生存方式不同、地理气候不同，其思想观念和文化、性格特征也不同。《黄帝内经》中有一句话"地之在我者气也"有异曲之工之妙。意思就是说不同的地理、地区也会对我们的生命产生不同的影响。比如，生活习惯、饮食习惯和药物的使用习惯等都可能不一样。最简单的例子就是，南方人喜欢吃的是大米，而北方人更倾向于面食。

其实，在古代的时候，这种差异就更明显了。"天苍苍，野茫茫。风吹草低见牛羊。"这首诗描述的就是北方游牧民族的生活。一方面，他们主要靠饲养牛羊一类的牲口维持生活，所以他们平时就是喝牛奶或羊奶，然后大口喝酒、大块吃肉。另一方面，他们常骑着马在草原上飞驰，或者打猎，运动量又足够大。所以，他们的体质是很强的。而这个据藏族古代传下来的方子所制成的安儿宁颗粒就是根据他们的体质特点，从他们的生活经验中总结出来的，是适合给他们用的药。

我们现在的小孩子，大部分生活过得精细多了——吃得精细、穿得精细，养护得更是无微不至，有点像温室里的花朵。从体质上来讲，跟藏族同胞比起来，可能会差一些。所以，对于孩子一般的感冒发热，一定要谨慎使用安儿宁颗粒。

第六节　抗病毒颗粒能治疗病毒性感冒吗？

说起抗病毒颗粒，就名字而言，就很容易让我们认为它就是用来抗病毒的，就是用来治疗病毒性感冒的。在生活中，有的家长，孩子一感冒就给他吃抗病毒颗粒，但实际上，这种做法也是有问题的。

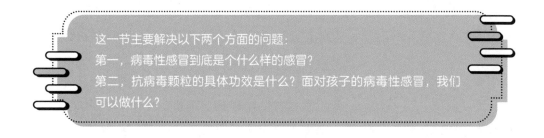

这一节主要解决以下两个方面的问题：
第一，病毒性感冒到底是个什么样的感冒？
第二，抗病毒颗粒的具体功效是什么？面对孩子的病毒性感冒，我们可以做什么？

病毒性感冒只是一种普通感冒

2015 年，中华中医药学会发布的《普通感冒中医诊疗指南》指出，普通感冒是最常见的急性呼吸道感染性疾病，临床常表现为鼻塞、流涕、喷嚏、咽痛，以及恶寒、发热、咳嗽等一系列症状，起病较急，四时皆有，以冬春季节为多见；接下来又说"普通感冒大部分是由病毒引起的"。那这些都是些什么病毒呢？《中国儿童普通感冒规范诊治专家共识》提到，最常见的一种病毒叫鼻病毒，30% ～ 50% 的孩子普通感冒就因为它，其次为冠状病毒，占10% ～ 15%，然后还有一些比较常见的如呼吸道合胞病毒、副流感病毒、腺病毒和肠道病毒等，占比都在 5% 及以下。

但是，临床上一般不开展普通感冒的病毒学检查。因为到目前为止还没有研究出专门针对普通感冒的特异性抗病毒药物。

一般来说，我们只能选择对症治疗。比如，咳嗽厉害，就止下咳缓解一下痛苦，体温过高就吃点退烧药退烧缓解一下……之所以这样做，是因为病毒性感冒是一个自限性疾病。它一般会在发生发展到一定程度后自动痊愈，并不需特殊治疗，只需对症治疗或不治疗，靠自身免疫就可痊愈。这就是西医对感冒发热等自限性疾病的认知和方法了。

　　当然，我们还可以有其他选择，就是中医的辨证施治。

　　简单理解这个辨证施治——就是给疾病分类、归类，找到根本原因，然后针对病因治疗。

抗病毒颗粒：此"毒"非彼毒

　　回到抗病毒颗粒，先来看看抗病毒颗粒的主要药物成分：一共有9味中药，分别是板蓝根、石膏、芦根、地黄、郁金、知母、石菖蒲、广藿香和连翘。这9味中药里，除了石菖蒲和广藿香是温性的以外，其余7味中药都是寒凉的。这些寒凉的药，作用就是清热解毒。

　　平时，我们理解的解毒往往会跟毒药联系起来，但中药解毒，其实是指纠正身体的偏性——寒凉的药可以纠正温热的偏性，温热的药可以纠正寒凉的偏性。

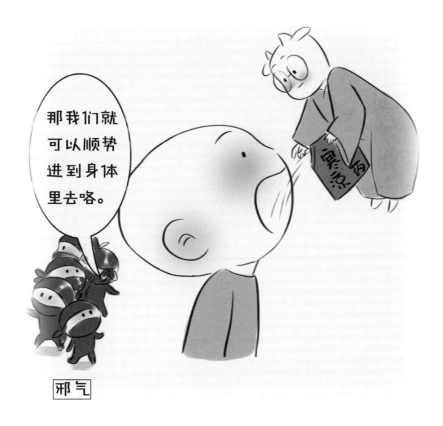

对于抗病毒颗粒这个药来说，它是比较寒凉的，主要针对热症明显的情况。如果身体热症不明显，用抗病毒颗粒就是"毒上加毒"，对身体伤害会比较大；如果热症明显，那就有可能"以毒攻毒"，把身体纠正到平衡的状态。

可能在生活中，我们会发现有些人一感冒就用这个药，然后症状立即就缓解了。其实，症状缓解并不代表病好了，也可能是病邪隐藏得更深了，病得更严重了。所以，一定要擦亮双眼，不要被表面的东西所蒙蔽。这样，孩子才不会遭受不当治疗的伤害。

第七节　孩子咳嗽，就用川贝枇杷膏？

川贝枇杷膏，本来是一个普普通通的中成药，但因为 2018 年流感期间美国人民对它的追捧，它就火了起来，算得上是"墙内开花墙外香"了。

我们国内的很多家长，看到川贝枇杷膏治疗咳嗽有这么好的口碑，也想去尝试。但其实，给孩子选择这个药还是要慎重的，因为不根据孩子具体情况的用药，很可能是帮倒忙。

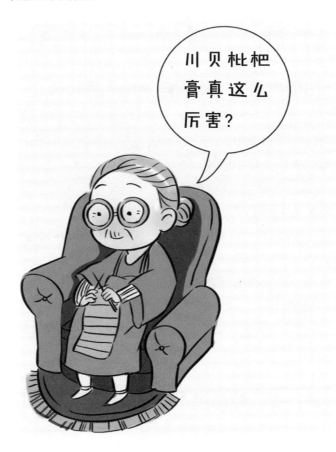

临床上常常会有这样的情况，就是孩子喝了川贝枇杷膏以后，感冒的症状只是暂时抑制住了，稍不注意又会发作，甚至可能会反复咳嗽，迁延不愈。这对大人来说，其实也是一样的。之前就有医院报道过，一位年龄稍长的患者，刚开始他是按医嘱每天喝川贝枇杷膏 3 次，感觉效果还不错。后来只要一出现咳嗽、咳痰的症状，就自己去买来喝，而且喝的次数和剂量越来越多了。甚至出现 1 小时喝 5 天剂量的情况。最终，这个患者只要没喝川贝枇杷膏就出现精神萎靡、烦躁、后背出冷汗等情况，而一旦喝了，情况就好转了，还有一种满足感，类似于上瘾的症状。最后医生诊断的结果是，这位患者得了药物依赖综合征。

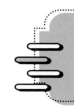

这一节主要解决以下两个方面的问题：
第一，川贝枇杷膏是个什么药？
第二，川贝枇杷膏的功效到底是什么？应该怎样正确地使用？

川贝枇杷膏：传承自清朝名医叶天士

有一部很火的电视剧里面有一个医术很高明的太医，叫叶天士。其实，他并不是一个虚构的人，而是中医界一个大名鼎鼎的人物，几乎每一个进入大学学习中医的人，都会学习他的医学理论。

川贝枇杷膏就是根据叶天士的配方研发出来的。

据说，清朝时期有个县令叫杨谨，他非常孝敬自己的母亲，所以被老百姓尊称为杨孝廉。有一次，杨孝廉的母亲多年来的老毛病咳嗽又犯了，并且比较严重，吃了很多药始终也不见好。后来几经波折，杨孝廉终于得到了名医叶天士传授的川贝枇杷膏方子，才治愈了母亲的病。

杨孝廉为纪念母亲和叶天士的恩泽，便把枇杷膏命名为"念慈菴"，并将此方传承给后人，造福了许多人。

川贝枇杷膏：适合肺有热，痰黏稠甚至不易咳出的咳嗽

川贝枇杷膏的有效成分主要有：川贝母、枇杷叶、南沙参、茯苓、化橘红、桔梗、法半夏、五味子、瓜蒌子、款冬花、远志、苦杏仁、生姜、甘草、杏仁水、薄荷脑和蜂蜜。计算一下，足足有 17 味之多。

先来看看川贝母和枇杷叶。从川贝枇杷膏的名字上就能看出来，这两味药是最主要的成分，它们决定了这个方子的主要功效。

川贝母，从性味上来看，是苦、甘、微寒的。能够清热润肺，化痰止咳，散结消痈。用于肺热燥咳，干咳少痰，阴虚劳嗽，痰中带血。

枇杷叶，味苦、性微寒。能够清肺止咳，降逆止呕。用于肺热咳嗽，气逆喘急，胃热呕逆，烦热口渴。

具体来说，川贝母有甘味，具有滋润作用；而川贝母和枇杷叶又都是苦、微寒的，所以也能够清热。综合起来看，它们这种润肺清热、化痰止咳的功效，主要针对的是肺不够滋润、干燥的情况。

这种情况就好像是把蛋清倒在了微微热的锅里。然后，一部分水液会被蒸发掉，剩下的会逐步浓缩，越来越干。这个浓缩后的东西就好像是贴在肺部的痰液，很干，用力咳嗽可能也咳不出来，嗓子会感觉很不舒服，也可能会发痒。这些痰本来是没什么颜色的，但是逐渐变黏稠了以后，颜色会变得黄一些。

这口微微热的锅其实就是我们的肺，通常是因为有热了或者咳嗽比较久了，肺里面的津液不足了，肺就得不到滋润。这也就是我们通常说的"干烧"。其实，肺热只是一个假象，根本原因是肺和呼吸道中的津液不足了。因为津液不足，就不能滋养嘴巴、咽喉、鼻子、舌头等器官，那我们的声音就会嘶哑，咽喉可能发痒发干，口鼻唇舌就会发干、起皮。

所以川贝枇杷膏主要是一个润肺化痰的药，适合的是肺热咳嗽。这种肺热咳嗽的主要表现是痰很黏稠、颜色偏黄、痰多气喘、咽喉干痒、声音嘶哑，等等。虽然川贝枇杷膏可以微微地清热，但是对于单纯的热性咳嗽，或者干咳，或者有痰，但是痰是稀白痰、泡沫痰，用这个药都不太适合。

如果孩子咳嗽无力，说明他本身的力量不足，肺气虚弱，这种情况也不适合。如果孩子喘息的时候有明显的水声，"呼噜呼噜"的，这说明肺和气管里面已经有太多的痰了，不存在不滋润的情况，这时候也不适合喝川贝枇杷膏。如果孩子的舌苔偏白，那这时候也是不适合的。如果孩子能顺利咳出痰，痰比较清、比较稀，甚至有泡沫，就说明也不缺津液，川贝枇杷膏也是不适合的。

总的来说，从临床比例上看，适合用这个药的孩子的比例可能连五分之一都不到。很多家长不知道孩子咳嗽的原因，只要一看见咳嗽，就买来给孩子喝，这恰恰是帮倒忙了！所以，这个药是好药，但是一定要孩子的病因跟这个药解决的问题相符合，它才能正确发挥功效。如果病因不相符，还偏要使用这个药，就是给身体添乱，那孩子的健康就会受到影响了。

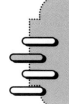

第八节 又上火了，吃点清热的双黄连?

说到上火，家长最容易想到的是口腔溃疡、牙龈肿痛、咽喉红肿，还有就是脸上长痘痘。对于孩子来说，比较容易观察到的症状是舌头、嘴唇发红，大便干，小便很黄，手心汗多，摸起来很热，有的时候晚上睡觉也会流很多汗。

很多家长发现孩子有这些上火的症状，第一反应就是给孩子吃点双黄连之类的清热泻火药，但实际情况却是，这个药只在少数情况下比较管用。大多数时候，孩子的上火症状并没有减轻，甚至可能出现越吃上火的症状越严重的情况。

> 这一节主要解决以下三个方面的问题:
> 第一，双黄连是个什么药? 它的功效如何?
> 第二，上火分为哪几种情况? 如何判断?
> 第三，什么样的上火适合用双黄连给孩子清热泻火?

双黄连：黄芩、连翘和金银花

双黄连这个药是个大家族。2020 年的《中华人民共和国药典》收录的双黄连药物就有七种之多，口服液、片剂、栓剂、胶囊、颗粒、注射粉末，甚至还有滴眼液。那既然都叫双黄连，主要的有效成分肯定是相同的，就是金银花、黄芩和连翘。

其中的金银花，味甘、性寒，可以清热解毒，疏散风热。它除了用于感受热邪的感冒，还可以用来消除皮肤肿痛以及疮痈。我们平时在生活中常用的驱蚊液中有的就添加了金银花。

连翘，味苦、性微寒，也可以清热解毒，消肿散结，疏散风热。

在中医里面有一个很有名的方剂——银翘散，主要的两味药就是金银花和连翘。所以，在清除靠近体表的热邪上，金银花和连翘可以算是"黄金搭档"了。

另外，还有一味药叫黄芩，是典型的苦寒药。这三种药合用，具有疏风解表、清热解毒的功效。

上火只是一种表象，需要找到根本原因

平时生活中，我们经常会认为：上火了，把火清理掉、泻掉，病就自然能够好了。其实，这个想法是有问题的。

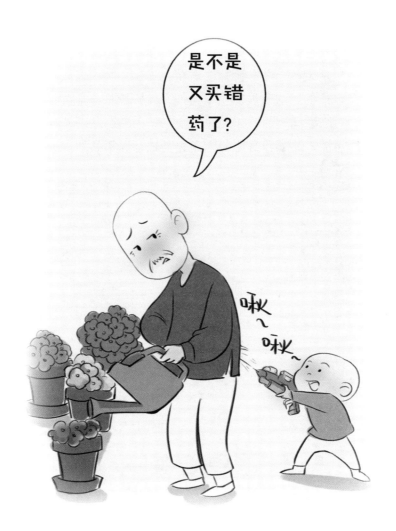

首先，上火只是一种表象，其隐藏在表象背后的根本原因是什么呢？这是必须弄清楚的，因为如果不清楚背后的原因，上来就灭火，就有点类似于扬汤止沸。扬汤止沸有点用，可是下面的柴火不撤，锅里的汤过一会儿还是会沸腾，就又会上火。

正确的做法是"釜底抽薪"。比如，小孩子吃多了，吃的东西不消化，堆积在脾胃和肠道里面生热，孩子就出现牙龈肿痛、口臭、大便干或者放屁臭、舌苔黄厚腻等症状。这种情况下若只是清热泻火解决不了根本问题，因为积食还在，那火也就还是会源源不断地向上蒸腾。根源不去除，孩子就会反复生病，反复受罪。

正确使用场景是：非积食的热证

那么，双黄连的正确使用场景是什么呢？在孩子没有积食，也没有津液的过分亏损，同时出现发热、咽喉肿痛、流黄鼻涕、干咳、舌红、舌苔黄这些症状的时候，就是合适的。这时候使用双黄连，就好像是土地久旱逢甘霖，清热祛火的同时，又可以滋润干涸的"大地"。

所以还是那句话，要顺着身体的方向去帮忙，而不是"逆天而为"，跟身体搞对抗。

第九节 蒙脱石散能用来治疗孩子腹泻吗?

蒙脱石散，又叫思密达，家长应该很熟悉了。虽然它听起来有点像韩国进口的药，但实际上跟韩国一点儿关系也没有。目前临床上，孩子腹泻的时候，蒙脱石散是比较常用的一种药物，但是请记住：千万不要长期给孩子吃蒙脱石散。

曾经有个妈妈说，她的孩子 6 个多月大，拉的大便是绿色水样状，于是给孩子吃蒙脱石散。吃了后孩子倒是不腹泻了，但是开始便秘了，于是就又给孩子用了开塞露。用的时候孩子拉的是羊屎蛋一样的大便，接着又拉了一点稀便。平时孩子总是爱放屁，臭不可闻，肚子还总是"咕噜咕噜"叫。

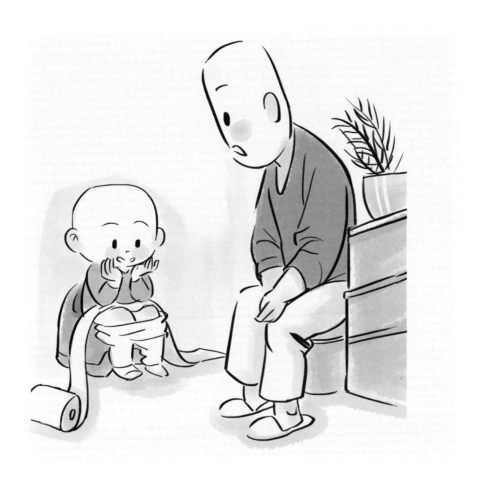

其实，这并不是个别现象，还有的孩子吃了蒙脱石散后不仅会便秘，还可能会出现呕吐的情况。

了解历史知识的家长可能听说过观音土。以前闹饥荒的时候，很多人实在是饿得受不了了，就找这个观音土来吃，最后吃得肚子胀得很大，身体不仅吸收不了营养，而且也拉不出大便，下场很是悲惨。

其实，观音土的主要成分就是蒙脱石，如果家长不分青红皂白，看到孩子腹泻就给他吃蒙脱石散，很有可能就是在帮倒忙。

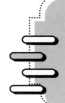

这一节主要解决以下三个问题：
第一，蒙脱石散到底是一个什么样的药？
第二，小孩腹泻吃蒙脱石散为什么可能会导致便秘和呕吐？
第三，治疗孩子腹泻的正确做法是什么？

蒙脱石散是一种吸附剂

蒙脱石散这个名字，听起来总感觉像是一个中成药，但其实蒙脱石散并不是中成药，它的主要成分蒙脱石最先是在法国一个同名的地方发现的。

蒙脱石本质上是一种天然的矿物质。从结构上来看，它有点像我们平时吃的三明治。外面的两片为硅氧四面体，中间夹心层为铝氧八面体；在这三层之间，就含有水分子以及一些钠离子、钙离子等。所以，蒙脱石散实际上就是一种吸附剂，它可以吸附水分、细菌和病毒等小分子物质，所以临床上会用来治疗腹泻。

但是，目前世界各地包括 WHO 制定的 15 个关于腹泻的临床指南里面，对于感染性腹泻是否可以考虑用蒙脱石散来辅助治疗意见不一。对是否要用蒙脱石散来治疗腹泻，还存在分歧。那么，面对蒙脱石散的时候家长就应该多留一个心眼，多打一个问号。

为什么蒙脱石散会导致便秘、呕吐

从中医的角度来看，蒙脱石是一种矿物质药，具有收涩的功效，而这个收涩的特性是和往下沉、往外拉相对抗的。所以，它就可能导致孩子便秘，好的、坏的东西都拉不出去。

至于呕吐，是因为便秘时堆积在胃肠道的垃圾排不出去，就容易出现上逆的情况。

治疗孩子腹泻：补液为先

长期吃蒙脱石散导致便秘、脾胃虚弱、呕吐的案例是很多的，家长要引以为戒。

那问题来了，面对孩子腹泻到底应该怎么办呢？其实前面有讲到过，我们再一起复习一遍。

发现孩子腹泻首要的是给孩子口服补液，一般来说就是喝点儿糖盐水。口服补液的目的就是为了防止孩子脱水，维持他身体内水、电解质的平衡。然后，就可以等待身体自己去把问题处理好。

其次，推荐一个缓解腹泻的食疗方——炒面糊糊。具体的做法是：把锅烧热，放入面粉，不加油直接炒，但需要不停翻动。等面粉微黄后，把锅从火上移开，放凉后盛两三勺到小碗里，加点红糖调味，再加刚烧开的水，趁热搅拌成糊糊。炒面糊糊养脾胃、助消化，目的是帮助身体尽快恢复能量，好让身体有能量来排垃圾。

最后，在注意观察孩子情况的前提下，可以"让子弹多飞一会儿"，也就是让孩子的身体自己解决问题，让他把垃圾排干净，腹泻的问题也就自然解决了。

第十节　藿香正气口服液中的生半夏有"毒"吗？

平时有熬中药经历的家长，可能会接触到一味中药，它有个非常好听的名字，就叫半夏。一般来说，我们平时见到的半夏都是经过炮制的加工品，不过这里要讲的是生半夏，也就是没有经过加工的原材料。生半夏的长相很普通，有点像"旺仔小馒头"，但是很坚硬。如果你坚持自己熬含有生半夏的中药，医生就会特地叮嘱：先把生半夏敲碎了放到水里泡着，等到熬的时候还要特别留意敞开盖子。总之，要很小心地对待它。

之所以这样做，是因为生半夏有毒性。中医经典著作《神农本草经》里就把生半夏列为下品药，也就是不能长期服用的药物。

另外，家里常备的中成药藿香正气口服液里，就含有生半夏。有的家长就因为挺担心它里面生半夏的毒性，也就对藿香正气口服液敬而远之了，即使是适合使用的场景下，也不使用。这样，反而会导致孩子的病程迁延不愈，耽误孩子的治疗。

相反，另外一部分家长一见到孩子有点不舒服，或者天气很热，或者吃了点什么腹泻了，都会给孩子来一瓶藿香正气口服液，俨然是把它当成包治百病的神药了。

其实，这两种做法都是有问题的。

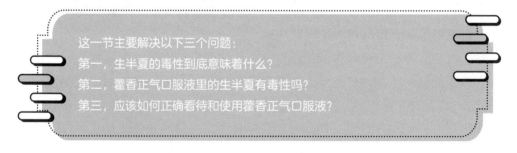

这一节主要解决以下三个问题：

第一，生半夏的毒性到底意味着什么？

第二，藿香正气口服液里的生半夏有毒性吗？

第三，应该如何正确看待和使用藿香正气口服液？

生半夏的毒性给人一种卡喉咙的感受

根据现代药理学的研究发现，生半夏的毒性主要是刺激性毒性。当我们吃生半夏的时候，它会对胃肠、眼睛或者咽喉这些部位的黏膜产生强烈的刺激性，甚至可能会使得我们的声带发炎、水肿，导致声音沙哑。用通俗的话来说，就是生半夏吃下去会有卡喉咙的感觉。

可是这个所谓的毒性，实际上就是生半夏这味药的"性格"，其本身是无所谓好坏的，就好像每个人都有每个人的性格特点，有优点也有缺点一样。

生半夏燥湿化痰，降逆止呕，消痞散结的作用非常强大，所以中医里面很多方剂都离不开它。但也正因为它的这些作用的强大，相应地，也会有比较大的刺激性，也就是毒性。

我们可以通过一些手段来限制生半夏的毒性，让它既能充分发挥自己的作用，又不对人体造成负担和伤害。

藿香正气口服液里的生半夏无"毒"

中医上控制生半夏的毒性主要通过控制剂量和采用适当的炮制方式来实现。

俗话说，"只要剂量足，万物皆有毒""脱开剂量谈毒性，没有意义"。也就是说，一个东西再毒，如果接触的量很小，那人体可能也不会受什么影响；同样地，一个东西再无毒无害，太多了，超过一定的剂量，对身体也是有伤害的。例如饭吃多了会积食不消化，水喝多了会水中毒，盐吃太多了也可能会伤肾。

那说到生半夏的炮制方式，有药学家就发现，不同炮制品的半夏毒性大小依次是，生半夏＞清半夏＞姜半夏＞法半夏。也就是说，生半夏毒性最大，用水煎煮过的半夏毒性小一点，然后毒性更小的是用姜煎煮过的，而毒性最小的是法半夏。法半夏炮制时要加甘草和石灰，反复浸泡漂洗 6 天以上。

藿香正气口服液中就含有甘草，生半夏和甘草一起经过复杂的制作工序，毒性就被去除了大半。另外，藿香正气口服液中还加入了很多其他的药物，与生半夏互相制衡，它的毒性也会被大大限制住。

经过药物剂量的控制和规范的炮制工序，生半夏的毒性就已经被大大限制甚至消除了，所以，家长的担心和害怕是不必要的，只要严格按照医嘱和说明书来用，就没什么问题。

给孩子选择藿香正气口服液

在具体使用藿香正气口服液的时候，家长还是不能"肆无忌惮"，而是要注意以下几点。

第一，尽量不给孩子用藿香正气水，而要用藿香正气口服液。因为藿香正气水在制作的过程中并没有回收乙醇，这就导致藿香正气水里含有 40% ~ 50% 的酒精，算是中高度白酒的程度了。之前曾有医生就报道过，有 101 个儿童因为喝藿香正气水导致了不良反应的发生，而这些不良反应，很多都是和酒精相关的。

第二，要对症用药，并且要严格控制剂量。有个孩子曾经经常主动问妈妈要藿香正气口服液来喝。一问才知道，原来这孩子一有点头晕或者肚子不舒服，他妈妈就给他喝藿香正气口服液，后来就成为习惯了。

这种方式是非常错误的，应该尽量避免随意用药。因为无论什么药，无论药再好，吃多了、长期吃对身体都是不好的，必须要有相应的症状才能使用，因此熟悉藿香正气口服液的功效就很重要了。藿香正气口服液解表化湿，理气和中，既能够把围困在身体表面的寒邪给排出去，又能够温暖我们的脾胃，所以当孩子受凉了，夏天中暑了，湿气重，感冒了，头痛，昏昏沉沉的，或者呕吐、腹泻时，才是使用这个药的正确场景。

如果孩子不是外感风寒，内伤湿滞，而是热证或者其他更复杂的情况，那家长就不能乱用藿香正气口服液了。长期错误使用这个药，会造成孩子的正气耗散太过，孩子的免疫力会下降，这自然会影响到孩子的健康。

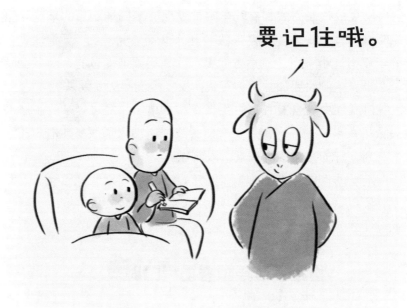

有句话叫"有病病受之，无病身受之"。也就是说，对症用药，当药进入到身体里就能恢复身体的平衡；没病乱吃药，那这个药进入到身体里就会破坏身体本身的平衡，导致身体生病。这一点，真的需要家长多多注意。

第十一节　新生儿黄疸，用茵栀黄管用吗？

据相关数据调查显示，在我们中国，住院新生儿中，患新生儿黄疸的比例大概是 48.2%。这表明，新生儿患黄疸的概率确实比较大。

有很多的家长，因为不懂药，买药的时候多半是从药名来判断药效，就容易陷入望文生义的陷阱里——只要看到茵栀黄就认为它能治黄疸。但实际上茵栀黄的黄特指一味中药，就是黄芩，而黄疸的黄，是指身体因为胆红素过多出现的黄色。我们平时的大便都是黄色的，就是因为胆红素跟着大便一起排出来了。

乱用滥用这个药，很有可能会给孩子造成伤害。

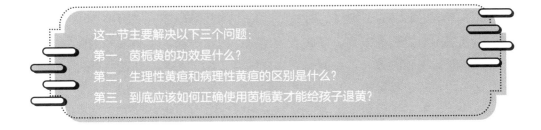

这一节主要解决以下三个问题：
第一，茵栀黄的功效是什么？
第二，生理性黄疸和病理性黄疸的区别是什么？
第三，到底应该如何正确使用茵栀黄才能给孩子退黄？

茵栀黄清热解毒，利湿退黄

根据《中华人民共和国药典》记载，茵栀黄由茵陈、栀子、黄芩和金银花四味中药组成。这四种中药都是寒性的，只不过茵陈的寒性比较轻微，而其他三味药寒性都比较大。尤其是黄芩和栀子，它们都是苦寒的药。我们都知道，苦寒会败胃，也就是会伤害我们的脾胃，如果是长期吃苦寒的药，或者是吃太多苦寒的药，孩子很可能就不怎么想吃饭了。

再从功效上来看，茵陈具有清热利湿、退黄疸的作用；栀子味苦，性寒，具有清热利湿、泻火除烦的作用；黄芩苦寒，清热燥湿，泻火解毒；再加上清热解毒的金银花，四味药一起共同起到清热解毒、利湿退黄的作用。

生理性黄疸和病理性黄疸的区别

在了解茵栀黄发挥功效的具体过程前，有必要了解清楚孩子得黄疸的时候，他的身体里面到底发生了什么情况。

人体的细胞其实和人类是一样的，都有生老病死的过程，当血液里的红细胞衰老以后，就会释放出一种叫胆红素的物质。这个胆红素经过肝脏的处理后会排到肠道里，最后会随着大便排出体外。

如果胆红素排出体外的过程出问题了，就可能会引发黄疸。因为胆红素不能及时排出体外，就会在体内聚集，浓度高了，就会有明显的毒性，伤害我们的身体，同时皮肤、巩膜看起来会很黄。

另外，黄疸更容易出现在新生儿这个群体里。

当孩子还在妈妈的子宫里的时候，红细胞的数量比成人高得多，出生后新生儿的红细胞数量逐渐减少，向成人的红细胞数量过渡，于是很多的红细胞衰老破裂，释放出胆红素。还有就是新生儿的肠道功能和肝功能还不够强，排泄也慢一些。所以，新生儿特别容易得黄疸。

但是要注意，这种新生儿的黄疸是生理性的黄疸，也就是说它是正常的现象，不是疾病，不需要特别的处理和治疗，会慢慢地自行退黄。从生理性黄疸的周期来看，一般来说，这样的孩子出生后 2 ～ 3 天身体开始出现黄色，出生后 4 ～ 6 天是最黄的时候，7 ～ 10 天就会自行逐渐消退了。

当然，有些孩子也会有病理性黄疸，是生病导致的体内胆红素太高。比如，有的孩子胆管堵塞，肝脏处理以后的胆红素排不出去；又比如 ABO 溶血，妈妈是 O 型血但爸爸不是，孩子就有可能因为血型的原因，大量的红细胞破裂，释放出很多胆红素；再比如患蚕豆病之类的可能会造成溶血的疾病。这时候孩子的黄疸就需要治疗了。

如果要区分开生理性黄疸和病理性黄疸，关键是看小孩的整体状况。如果小孩吃得正常、睡得正常、拉得正常、醒时精神好，基本就是健康的，建议家长不用太担心，密切观察即可。如果孩子的这些方面出现问题了，那就可能需要医生来帮助处理了。

我们可以从吃喝拉撒睡里去找答案哦。

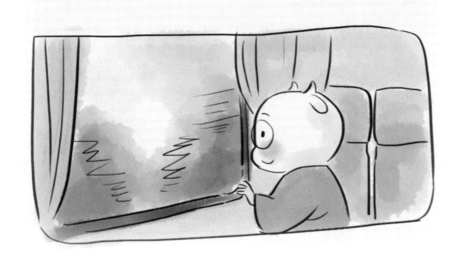

茵栀黄退黄：适用于湿热的黄疸

中医把病理性黄疸分为阳黄和阴黄这两种情况。

阳黄属于热证。孩子皮肤或者眼睛巩膜的黄色鲜明，像橘子皮一样。发病急，病程也比较短。另外，孩子还常常会有发热、舌苔黄腻等症状。

阴黄属于寒证。孩子皮肤或者眼睛巩膜的黄色看起来比较晦暗，就像长期被烟熏火燎一样，病程比较长，病势缓慢。另外，这样的孩子还常常会有肚子胀、腹泻、舌苔白等症状。

因为茵栀黄整体上是偏于苦寒的药，它适合的是湿热的黄疸。因此如果孩子有舌苔比较白、腹泻、吃东西不消化等症状的时候，家长就应该更谨慎一点，对到底要不要给孩子用茵栀黄打一个问号。所以，用茵栀黄之前需要谨慎给孩子辨证，而且最好还是请靠谱的中医帮忙来辨清孩子的情况，有的时候，孩子病情的变化确实会比较快。

小结与答疑

本章小结

这一章一共讲解了 11 种药，对于这些药，家长之所以容易错用、误用，甚至滥用，主要原因有三点。

第一，药名具有迷惑性，家长的认知很容易被带偏。一些常见药物，从名字上来看就很具有迷惑性。比如抗病毒颗粒，它就容易让人把它和病毒性感冒联系起来，一旦流感病毒肆虐或者换季、天气变化，家长就容易去买这个药来给孩子做预防或者治疗。

又比如蒲地蓝消炎口服液，因为有消炎两个字，就很容易让家长把它跟消灭细菌联系起来，所以一旦孩子是细菌引起的感冒，家长也就容易使用这个药。

再比如安儿宁颗粒，听到这个名字，很多家长很容易就会想象到孩子感冒好以后，那种安宁温馨的画面。对未来美好画面的想象，让家长更容易相信并且去使用这个药。

说到底，这些药名只是一种传播方式，一种吸引关注、吸引人们购买的手段，而不能单以药名作为一种购买的依据。

第二，刻板印象。刻板印象的定义是指人们对某个事物或物体形成的一种概括固定的看法，并把这种看法推而广之，认为这个事物或者整体都具有该特征，而忽视个体差异。

一旦把某种药和某种疾病相关联起来的时候，刻板印象就形成了。比如蒲地蓝，因为很多人吃了它以后，感冒的症状马上就被压制住了，虽然是暂时的，但人们会觉得效果很好。那么当再次感冒的时候，就又会选择蒲地蓝。这就是刻板印象对我们的影响。

第三，只看症状，不懂辨证。早在 2007 年，一位医生对北京地区误用感冒药的情况进行了调查，发现不合理用药现象是非常普遍的。2017 年，另一位医生也通过调查发现，儿科临床存在经常使用寒凉清热类的中成药的不合理现象；而且造成这种现象的原因主要是，中成药不是只有中医医生能开，所有的医生都可以开，这样一来，一些没有学过中医辨证施治理论的医生就会根据患者的症状，不辨证就开中成药来治疗。其实，家长要想帮助孩子，首要的就是不帮倒忙，少用或者不给孩子乱用寒凉的药物。因为小孩子"脏腑娇嫩，形气未充"，各项生理功能尚不健全，寒凉药物如应用不当就会影响孩子的脾胃，造成孩子体弱多病的情况。

如果滥用寒凉药，很可能会把孩子带入到一个恶性循环中：孩子一生病，就用寒凉药，用了寒凉药以后，症状暂时得到缓解，但生病的根本原因并没有去除，所以没过多久，孩子又继续生病，然后再用寒凉药压制症状。如此反复循环，孩子的身体也就会越来越差。

所以，给孩子用药，请谨慎一点，要多学习相关的知识，正确辨证再使用。

常见问题答疑

家长问：有个养生类节目里面的一位中医医生说，一周喝一次焦三仙就能够预防孩子的积食，可以吗？

答：焦三仙是药食同源的药，它的偏性不大，但是始终还是药物，只要是药就不能乱吃，也不能久吃。所以，只在该用的时候用，不该用的时候就不用。

家长问：我的孩子感冒都 12 天了，还不好，他是不是正气不足呢？怎么判断孩子到底是不是虚寒啊？

答：首先要纠正一个容易陷入的误区，就是小孩一般感冒、生病比较久了，我们就容易认为，孩子是体质虚寒的、偏弱的、正气不足的。确实，很多情况下是这样的，但也不是绝对的。病程长短并不是判断孩子身体是否虚寒的主要标准。

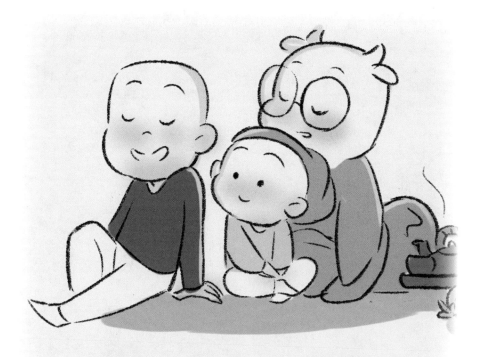

太阳好时，在阳台上适当地晒晒太阳，增强体质。

那怎么才能判断孩子是不是虚寒体质呢？

要判断孩子是不是虚寒体质，可以参考这四点：第一，孩子的舌苔偏白，舌质很淡，可能会有齿痕，嘴唇的颜色也很浅，不红润；第二，摸摸孩子的手脚，可能会比较冰凉；第三，孩子可能经常出现感冒、积食的症状，睡觉也不踏实、不安稳；第四，孩子常常精神不好，长期大便不成形或者是便秘。

如果发现孩子出现这些情况，就需要多注意了。

家长问：我的小孩是脾胃不好引起的湿气重，听说用藿香正气口服液能够处理好？

答：藿香正气口服液里面的多数中药都是辛温的，它针对的就是小孩有寒、有湿气的情况。但是它只适用于急症，比如，脾胃突然受凉了，或者夏天中暑了湿气很重，把脾胃折磨得"蔫答答"的，就可以用。

如果是孩子本来就脾胃不好，藿香正气口服液则解决不了根本的问题。这时候家长最需要做的是帮助孩子健运脾胃，在健运好孩子脾胃的基础上再配合给孩子除湿气，才有效果。

第七章

喂养

要避开的育儿坑

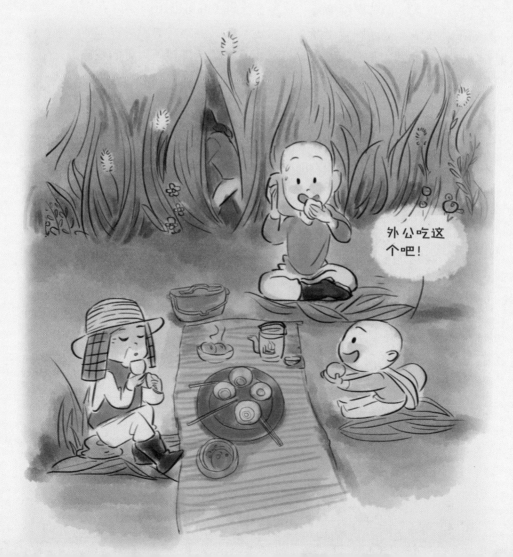

第一节 脾胃差的孩子，要天天吃八珍糕吗？

关于八珍糕，有这样一个传说。相传很久以前，在西塘镇，一夜之间，所有的孩子都得了疳积，情况很是严重。即使是集合了镇上所有郎中的力量来医治，都没什么效果。后来镇民们又去请县里的郎中，也都没有什么好办法。为此，很多家长只能眼睁睁地看着孩子遭受痛苦，一个个都急得像热锅上的蚂蚁，非常心痛。

巧合的是，一个外地来的糕点师傅在梦中受铁拐李点化，制作成了一个糕点方。这糕点方里，加入了山药、扁豆、薏苡仁、芡实等八味中药，居然能调理好孩子的疳积。

镇上的人家给孩子吃了糕点后，病果然好了。于是这个消息就一传十、十传百，这小小的糕点方也就出名了。后来，有个药店老板又根据自己的经验，改进了配方，就做成了八珍糕。

明朝时期，这个配方被著名医家陈实功收录进了他的著作《外科正宗》里。后来，清朝的御医又把这个八珍糕献给了乾隆皇帝和后来的慈禧太后。据说，他们都坚持吃八珍糕，喜欢得不得了。

而现在的孩子，因为脾虚的实在太多了，很多家长就把希望寄托于据说有调理脾胃功能的八珍糕上，争先恐后地买来给孩子长期大量服用，甚至天天吃，当饭吃，希望通过吃八珍糕，让孩子的脾胃好起来。即使是孩子已经调理好脾胃的问题了，变健康了，也还是坚持给孩子吃，美其名曰："有病治病，无病强身。"

其实，这很可能也是育儿路上的一个坑。

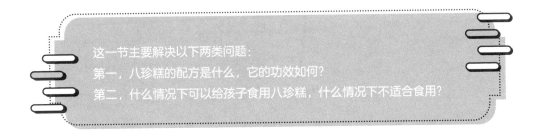

这一节主要解决以下两类问题：
第一，八珍糕的配方是什么，它的功效如何？
第二，什么情况下可以给孩子食用八珍糕，什么情况下不适合食用？

八珍糕基本方：茯苓、芡实、薏苡仁、山药、白扁豆、莲子

八珍糕，从名字上得知其由八味中药组成。这八味中药究竟是什么，其实有好几种说法。

第一种叫西塘八珍糕，有山楂、麦芽、茯苓、芡实、薏苡仁、山药、白扁豆、莲子八味中药。它现在是西塘镇的特产，如果去西塘镇旅行，大概就能看到了。制作西塘八珍糕的技术也被列入第三批浙江省非物质文化遗产名录。

第二种叫健脾八珍糕，有党参、茯苓、白术、芡实、薏苡仁、山药、白扁豆、莲子八味中药，除此之外，还有一味陈皮。

第三种是传说中慈禧太后吃的那种八珍糕，药物组成包括茯苓、芡实、薏苡仁、山药、白扁豆、藕粉、麦芽、莲子。

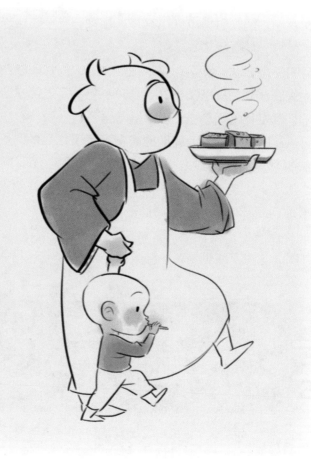

粗略一看，八珍糕有三种之多，每种里面有八味中药，真是有点复杂。但如果锁定这些八珍糕里面相同的部分，就会发现它始终有一个基本配方，也就是茯苓、芡实、薏苡仁、山药、白扁豆、莲子六味中药。这六味中药也都拥有一个共性——味道都是甘甜的。

在中医看来，五味的甘对应的是人体的脾。所以，基本方中的中药或多或少都是对脾有帮助的，或者是补脾，或者是健脾。它们都适用于脾虚、经常腹泻的孩子。

具体来说，茯苓、薏苡仁、白扁豆主要的作用是渗水利湿，健脾化湿。我们都知道，脾胃是怕湿的，因为湿会困脾，让脾的运转受阻，吸收能力也随之降低，而反过来，脾的能力降低，也就可能继续产生湿。这样一来，很多孩子就可能会出现虚胖的情况。茯苓和薏苡仁是利水的——可以促进人体排出多余的水湿。山药、芡实和莲子，在补脾的同时，有收涩、收敛的效果，这样就加强了对孩子脾虚腹泻的治疗效果。

有积食和没有积食，食用的八珍糕不同

八珍糕里除了这基本的六味中药外，其他两味中药，又应该如何选择？

第一种西塘八珍糕加的是炒制的山楂和麦芽。之前讲的焦三仙里就有这两味药，它们主要的作用就是帮助孩子消积食。孩子脾胃发育不完善，本身就比较虚弱，有时候吃多了就很容易积食，肚子胀，大便时而是"羊屎蛋"，时而又很稀，这时候用就对了。但是，如果孩子没有积食，还是给孩子吃很多西塘八珍糕，其实是没有多大好处的。既然孩子没有积食的问题，为什么硬要给他消积食呢？

第二种健脾八珍糕加的是党参和白术，它们的味都是甘的，所以，也入脾，能补脾。并且，党参补益的作用比这里面的其他药要更强一点。白术，一方面能增强脾胃的运化吸收能力，另一方面还能燥湿利水。所以，建议脾虚但是没有积食的孩子可以吃这种健脾八珍糕。

第三种传说中慈禧太后吃的八珍糕也加了麦芽，然后还加了藕粉，它们都有补益脾胃的作用。另外，藕粉还能够益血和安神。也许是考虑中老年妇女的生理情况，才添加藕粉的吧。

另外，家长在给孩子吃八珍糕的时候要注意，一般吃一两周，一天吃一块，等孩子的脾胃功能改善了就不用规律吃了。当然，孩子的脾胃调理好以后，也可以偶尔把八珍糕当点心给孩子吃一点。

第二节 忌口是不吃肉的意思吗？

有一位妈妈，因为给孩子过度喂养，孩子脾虚了，感冒、发热这些小病接连不断，于是妈妈就带着孩子去看医生。医生了解了孩子的情况后就告诉这位妈妈，给孩子调理脾胃的时候要多注意忌口。这位妈妈就开始焦虑了，觉得孩子生病是因为自己给他吃得太好、太多了。

结果，这位妈妈从此以后只给孩子吃些很简单的素食，她再也不敢给孩子吃任何肉类食物以及水果、奶粉了。并且，孩子稍微吃多了一点，或者是大便有一点不对劲，妈妈就会陷入自责和焦虑之中。

这样，等孩子满1岁的时候，一称体重只有7千克，瘦瘦小小的，跟同龄人的平均身体条件差了很多，真是怪令人心疼的。

其实，这位妈妈完全是错误理解医生的意思了，忌口并不是完全吃素的意思，不正确的忌口反而是在给孩子帮倒忙，是弊大于利的。

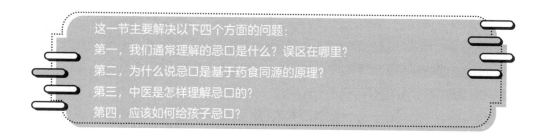

这一节主要解决以下四个方面的问题：
第一，我们通常理解的忌口是什么？误区在哪里？
第二，为什么说忌口是基于药食同源的原理？
第三，中医是怎样理解忌口的？
第四，应该如何给孩子忌口？

忌口是指不吃荤腥油腻的东西吗？

在《辞源》这本工具书里是这样定义忌口的：因病或其他原因禁食油腻荤腥等物。这也是很多家长对忌口的理解，但实际上这种理解有些偏颇了。

中医认为，脾胃是后天之本，是气血生化之源。孩子因为脾胃本来发育不太完善，功能也没有成人那样强，就很容易因为吃的问题而受到伤害。而因为素食相对于肉食来说要容易消化一点，在孩子脾胃出问题时，家长就比较倾向于只给孩子吃素食。然后进一步扩大，把生病时的忌口也推广到平时喂养时也要给孩子忌口，因为家长都期待能养出一个健健康康的孩子。但实际上，这样很可能养出一个瘦小的、体弱多病的孩子。

另外，除了这种错误理解的方式，也还有其他的片面理解方式。比如，有的人会认为忌口是指绝对不吃所有不适宜的食物，还有的人认为忌口不仅包括不吃什么食物，还包括忌暴饮暴食，忌饮食相克等内容。实际上，这些看法都是有问题的，家长应该引起注意。

忌口是基于药食同源的原理

对忌口的正确理解大体上可以用两句话来概括，第一句是"药以治病，食以养生"，第二句是"五谷、五畜、五果、五菜，用之充饥则谓之食，以其疗病则谓之药"。

这第一句话意思就是药食同源，第二句话出自隋朝《黄帝内经太素》，意思就是平时一日三餐时，吃饭、吃肉、吃水果或者蔬菜就是充饥，而生病的时候呢，可以认为它们跟药物有类似的效果。

那么，为什么食物可以被看成药物呢？因为，食物跟药物一样，也都有四气五味等。我们知道，药物都是根据寒热温凉和酸苦甘辛咸等特点来给身体纠偏，食物同样也可以。《神农本草经》里面一共记载了365味中药，其中一半以上既可以当作药物来用，也可以当成食物来吃。比如，前面讲到的八珍糕，里面的薏苡仁、山药、白扁豆、莲子等也都是我们平时常吃的食物。

当然，食物主要是以平性为主，偏性较大的食物还是很少的，而且通过烹饪的手段和不同食物之间的搭配，可以降低食物的偏性。所以，我们平时吃饭时不必太担心，只要不吃太多，或者是避免长期都吃太单一的食物就行了。

忌口要因时、因地、因人、因病而异

在药食同源的基础上，我们再来理解忌口。关于忌口，比较直接的一种理解方式是：在生病期间，少吃或者不吃偏性大的或者会加重疾病偏性的食物。比如孩子上火时，口腔已经长出了溃疡，脸上还长出了痘痘，这时候就最好不要吃热性大的食物。如果这时家长还选择带他去"撮"一顿四川火锅，或者去吃点老北京涮羊肉，那就肯定是"火上浇油"了。又比如，孩子本来就积食了，还给孩子吃很难消化的奶油蛋糕、牛肉、水果、海鲜，等等，那孩子的积食就会越来越严重。

这也叫作因病而异——上火不吃热性大的食物，而积食就不吃油腻、难消化的食物。也就是说，不同的疾病，忌口的食物可能不一样，我们需要根据具体情况来调整。

除了这个因病而异的忌口，其实还有因时而异、因地而异和因人而异的忌口。

因时而异，也就是说根据不同季节的特点，也有一些需要忌口的食物。比如，春天的特点是"发陈，天地俱生，万物以荣"，人体的阳气处在一个升发的状态中，就不宜吃太多酸涩收敛的食物，以免影响身体里阳气的升发。夏天，天气很热，又常常夹杂湿气，脾胃容易受困，所以通常来说胃口可能不是太好，那太油腻或者过于生冷的食物也就要少吃，不然可能会加重脾胃的负担。又比如秋天，最大的特点是燥，身体容易缺乏津液的濡养。所以这时候尽量要少吃辛温、辛辣的食物，比如各种油炸类或者麻辣火锅等食物。冬天的特点是万物闭藏，身体也同样需要储藏能量，所以就不要吃大量豆芽、绿叶蔬菜等富含生发之气的食物了。

因地而异，就是根据地区的不同，要忌口的食物也有区别。比如，四川地区多湿气，当地人就很喜欢做菜的时候加一点花椒来祛湿，而那些容易让身体产生湿气的食物、肥甘厚腻的食物就要少吃。同样地，广东地区气候暑热，所以那里的人经常煲凉茶来喝，如果让当地人也学四川地区的人天天吃花椒，吃火锅，结果只能是适得其反。

所以，根据因时而异和因地而异的特点，我们建议家长要尽量给孩子吃当季的本地食物。

最后是因人而异，因为每个人的体质不同，忌口的食物也是不尽相同的。中医专家徐文兵就说过，如果是脑力劳动者，情感丰富细腻的人，脾胃功能一般都会比较差，所以海鲜、生冷的食物就尽量少吃或者不吃，这也是一种忌口；体力劳动者，相对而言思虑比较少，对于他们而言基本上就可以不用忌口，因为这些人活动量很大，脾胃功能也非常强大。

忌口的原则：辨证来实施

也许知道了忌口的因时、因地、因人和因病而异后，家长会感觉忌口的内容真复杂、真多。实际上，这还只是一小部分内容。其他的忌口原则还有根据年龄的忌口，病前、病中和病后的忌口，还有用药时的忌口、用药后的忌口等。总之，忌口的内容实在是很多很多。

当然，我们不必去记住这样驳杂的内容，我们只需要记住这些忌口的原则背后都有一个共同的指导原则，那就是辨证。具体来说，一是根据孩子生病时候的特点来选择食物；二是根据孩子的生理特点，就是脾胃的消化能力来选择食物。

所以，家长在给孩子选择食物的时候，就需要选择最容易消化的、偏性小的，同时也营养丰富的食物。

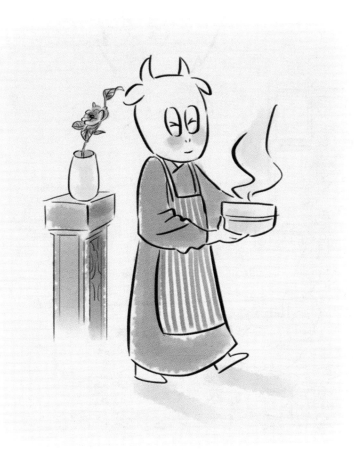

选择蔬菜时，如果孩子有寒证，可以选健脾胃的土豆和山药，用它们来熬汤，炖得软烂一点。如果孩子有热证，可以选一些绿色的蔬菜，如西蓝花、四季豆或者西葫芦，烫熟或者蒸熟，洒几滴香油就可以了。

如果家长还是不太确定，也可以用反馈式喂养方法。之前说过，食物的偏性还是比较小的，只要及时去观察和调整，是不会有大问题的。

第三节　每天一个苹果，医生远离我?

　　有一句俗语叫"一天一苹果，医生远离我"。它的意思大概是说如果我们每天都吃一个苹果，也就能保持健康，少去甚至不去医院。

　　而且，有的减肥专家会说，吃苹果能瘦身，也可以消除水肿；有的牙科专家说，咀嚼苹果可以让口腔保持清洁，并且还可以保护牙齿；有的妇科专家又说，孕妇吃苹果能够降低孩子过敏概率；有的糖尿病专家说，经常吃苹果能够降低得糖尿病的风险。

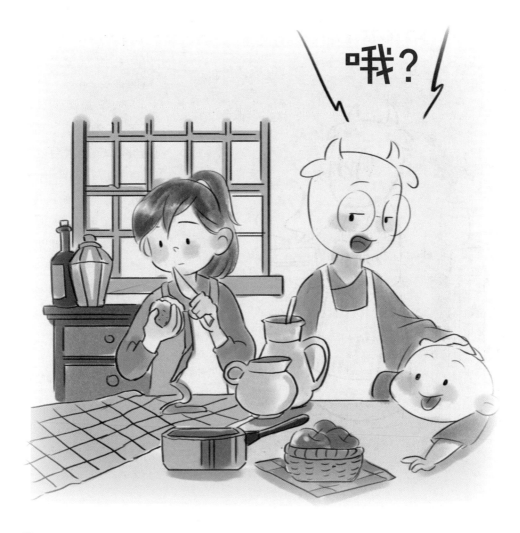

这样说来，苹果的功效简直可以用神奇来形容了。同时，苹果的苹和平安的平又同音，这对于我们偏爱谐音里带着积极意义的中国人而言，苹果很容易就受到我们的欢迎，甚至追捧。所以，在生活中我们常常会看到人们去医院看望病人时要提点苹果；晚辈孝敬长辈，也要送苹果；很多家长还会要求自己的孩子每天都吃一个苹果。

但实际上，美国密歇根大学的一项分析指出，每天吃一个苹果和健康并没有直接关系。从中医角度上讲，对于脾胃功能不太完善的孩子来说，苹果更是不能天天吃，否则就会给孩子的脾胃增加过重的负担。长期都这样吃苹果，还可能会导致他的脾胃虚寒、体质差，各种疾病也就会跟着找上门来了。所以，对于脾胃虚寒的孩子，这条俗语反而容易变成"一天一苹果，神医也没辙"。

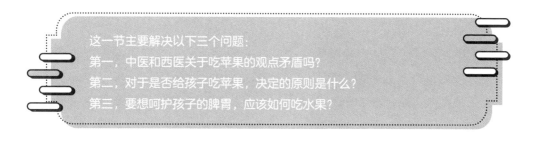

这一节主要解决以下三个问题：
第一，中医和西医关于吃苹果的观点矛盾吗？
第二，对于是否给孩子吃苹果，决定的原则是什么？
第三，要想呵护孩子的脾胃，应该如何吃水果？

中医和西医关于吃苹果的观点大方向上是一致的

从大的方向上来说，中医和西医对于吃苹果的看法并不矛盾。这个大的方向就是，适量地吃苹果对身体的健康是有好处的。

西医认为，每天吃一个苹果就可以补充身体可能需要的一些营养物质，如苹果酸、维生素、微量元素、纤维素等。中医则认为，五果为助，如果我们本身消化吸收能力没问题，那么吃苹果对我们的身体来说也是一种帮助。

这就好像是一个硬币的两面，硬币的反面是西医的观点，它看到的是苹果本身包含了哪些物质，这些物质对于人体健康的帮助作用。比如，苹果里面含有苹果酸，这个苹果酸呢，对降低胆固醇和维持正常血压有帮助；苹果里面钙的含量比较高，可能对骨骼的发育有好处；苹果里面的膳食纤维比较多，对便秘也有一定的帮助。

硬币的正面是中医的观点。中医看到的是人体中脾胃的消化能力，有的人脾胃功能好，吃很多苹果也能很好地吸收其中的有益成分；而有的人脾胃功能差，尤其是孩子，就不太能消化很多苹果。

所以，其实中医和西医只是观察事物的角度有所不同。西医更多的是站在苹果的角度来看问题。苹果本身含有哪些物质，这些物质是富含营养的，它们对人体是有帮助的，所以适当吃苹果就能补充这些营养物质，从而达到促进人体健康的目的。中医则是站在人的角度来观察的，就是看一个人当下的状况到底适不适合吃苹果，能不能消化吸收苹果，这才是最关键的。如果消化吸收能力弱，苹果就算富含再多的营养，人也是不能承受的。所以，倘若不分青红皂白，每天都给孩子吃一个苹果，对孩子的身体可能反而不好。

脾胃的消化能力有高也有低

既然中医认为，是否吃苹果主要看孩子的消化能力，那怎么知道孩子消化能力的强弱呢？一般来说，年龄是个比较重要的参考因素，0 ~ 6岁的孩子脾胃还在发育中，消化能力相对成年人来说就比较弱，这时候给孩子吃苹果就要谨慎一点。

我们其实可以把孩子的脾胃看成是汽车的发动机，孩子平时吃的是食物，然后通过脾胃转化成身体可以使用的能量，这样孩子才能正常新陈代谢和生长发育；而汽车就是"吃"汽油，把汽油转化成能量，以便供汽车跑动起来。

对于不同类型的汽车来说，它的动力不一样，消耗汽油的能力也不一样。小汽车和大卡车的油耗是相差很大的。所以，我们可以把小汽车看成是孩子，大卡车看作是成年人。当然，这也不是绝对的，有的成年人生病了，那他的消化能力可能暂时会弱于孩子。所以，还需要根据具体的情况具体分析。

我们还可以通过观察大便来判断孩子脾胃的消化能力。还是以汽车为例，假如汽车发动机出故障了，汽车可能就要冒黑烟，也就是汽车的排泄出问题了。修车师傅通过对汽车黑烟的观察，大致就能确定汽车是哪里出问题了，这个问题的严重程度，以及应该如何去修理。孩子其实也一样。孩子吃了苹果后，如果发现他便秘了，或者腹泻了，或者大便的颜色、形状、气味等出现异常了，那就说明，这时候孩子的脾胃对苹果不能很好地消化和吸收。所以，家长需要先调整喂养方案，让孩子的脾胃休息一下，等它更强大以后，再去吃苹果。如果不理会这个情况，而是一味地觉得苹果好，就要给孩子吃，那很有可能是害了孩子，让孩子本身就娇弱的脾胃长期处在生病的状态里，这样会影响他的生长和发育。

呵护孩子的脾胃，要懂得五果为助

为了让汽车保持好的性能，人们平时都会小心地使用它，还要经常带去保养。那既然汽车发动机都需要保养，孩子柔弱的脾胃当然也需要呵护。

具体怎么呵护呢？重要的一点就是选择容易消化、性味偏性比较小，同时也有营养的食物，也就是五谷杂粮。比如刚开始添加辅食时不要给孩子吃太多，可以慢慢来，从好消化的稀粥开始。

当然，就像汽车每过一段时间也需要高速运行燃烧一下积碳一样，孩子的脾胃也需要锻炼，也需要不同事物的刺激。在孩子健康的时候，家长可以适当地添加一些肉类、蛋、奶、蔬菜、水果，等等，然后观察孩子的反应，如果正常，那就说明这个添加的量是合适的。

总的来说，在吃好米面这些主食的基础之上，把苹果这类水果当作一个补充和点缀，也是没问题的，不要太过纠结。

第四节 孩子的第一口辅食应该添加蛋黄吗?

关于给孩子添加蛋黄作为辅食，有几位妈妈的经验是这样的。

第一位妈妈说，她的孩子从 4 个月开始加四分之一个蛋黄，但是吃了后，孩子就开始腹泻了。于是妈妈就给停了一段时间，因为害怕孩子会缺乏营养，所以从 5 个月开始又给孩子加蛋黄。接着孩子不仅开始呕吐，还发热了。

第二位妈妈说，她的孩子也是 4 个月开始添加蛋黄的，每天是半个。吃了后，孩子拉过几次微微有点酸臭的大便，其他一切都很正常。

第三位妈妈说，她家孩子直到 2 岁 9 个月才开始添加蛋黄，因为孩子脾胃一直不太好，还有其他的过敏症状，而且老是会咳嗽。

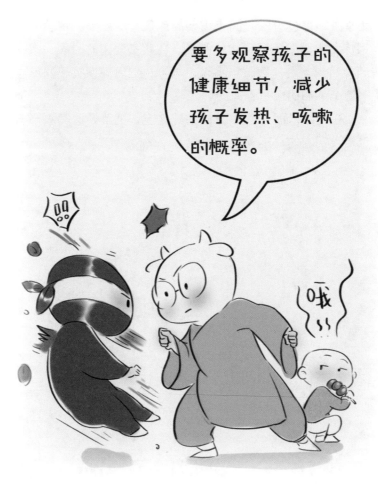

要多观察孩子的健康细节，减少孩子发热、咳嗽的概率。

所以，其实在生活中，家长什么时候给孩子添加蛋黄是因人而异的。有的家长很早就给孩子添加蛋黄，孩子长得还挺正常的，没出现什么大的问题；而有的家长直至孩子快 3 岁了才添加蛋黄，但孩子依然会出现脾胃问题。所以，一系列的问题就跟着来了，要给孩子添加蛋黄吗？什么时候添加比较合适？添加的原则又是什么呢？这些都是很多家长一直纠结的问题。

这一节主要解决以下两个方面的问题：
第一，目前公认的添加辅食以及蛋黄的标准是什么？
第二，中医对于给孩子加蛋黄的建议是什么？如果要加，到底应该怎样添加？

添加蛋黄的时间：一般在 7—9 个月，但也有例外

根据我国多部门联合印发的《母乳喂养促进行动计划（2021—2025年）》，建议孩子纯母乳喂养到 6 个月，然后再开始添加辅食。

之所以这样选择，是因为太早添加辅食，孩子容易出现消化不良，导致腹泻；而太晚添加辅食，孩子生长所需的营养又可能跟不上。通常来说，孩子 6 个月以后，孩子生长发育还只靠纯母乳喂养，很大概率营养是跟不上的，如果妈妈的身体本身还比较差、比较弱，那母乳喂养就更不能满足孩子的需要了。

对于蛋黄，卫健委发布的《婴幼儿喂养策略》就建议，在孩子 7—9 个月时再开始给孩子添加。但这也并不意味着所有的孩子都必须在 7—9 个月开始添加蛋黄，因为这只是建议。对于多数孩子来说，这个时候添加蛋黄，确实能够更好地丰富孩子的营养，让孩子的身体更健康地成长。

添加辅食的方法：从少到多，每次一种

中医比较注重每个孩子的个体差异，认为和添加蛋黄的时间比起来，添加蛋黄的方法更加重要。只有知道了方法，家长才能够根据孩子的情况来决定需不需要添加辅食，什么时候给孩子添加辅食，以及添加什么辅食。

给孩子添加辅食的第一个原则就是，从量上来看，要一点一点地增加，从少到多。

在《婴幼儿喂养策略》里面，也讲到了类似的方法。它是这样描述给孩子加蛋黄的：开始添加蛋黄的时候，每天四分之一个，再逐渐增加到一个。即先少添加一点蛋黄来试探，看看孩子吃了蛋黄后，大便是不是规律的？有没有便秘或者腹泻？孩子晚上睡觉踏实不？舌苔是不是变厚了？如果这些情况都正常，家长就可以再多加一点儿蛋黄，比如可以加到半个。然后再观察孩子的身体情况。这样循序渐进就好了。

当然，家长还要注意，再好、再有营养的东西，吃多了都可能会变成身体的负担。辅食，也就是辅助的意思，它不是主力，家长千万别把它当成主食给孩子吃。

给孩子添加辅食的第二个原则是，添加新的辅食时，要单一。

刚开始给孩子添加辅食时，家长不能一下子就又是稀饭、馒头，又是面汤、果汁，或者是什么猪肉泥、鸡肉泥和鸡蛋一起都给孩子吃了。这样做，除了会给孩子娇弱的脾胃造成负担以外，万一孩子对某种东西消化能力比较差，导致孩子积食了、大便不正常了，家长都不知道是哪种食物导致的。

所以，一旦决定给孩子添加辅食了，就应该慢慢来，一点点地增加，从简单的开始，才能找到最适合孩子的食谱。

第五节 应该给孩子喝牛奶还是羊奶?

有一位妈妈说,她之前接触的育儿知识里都认为牛奶的营养价值非常高,而且据说日本的民众原来平均身高是比较矮的,但是自从他们按照欧美国家的习惯,每天给孩子喝牛奶,平均身高就上了一个台阶。

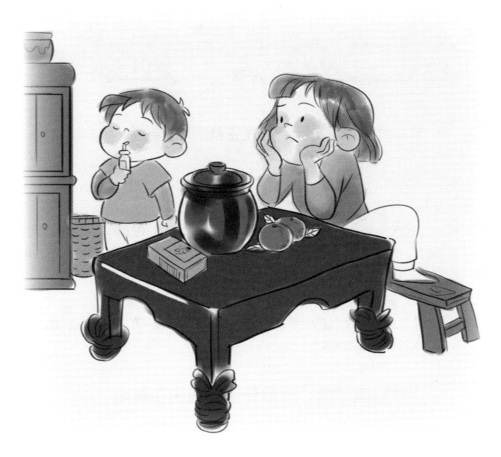

于是,这位妈妈每天都坚持晚上睡觉前给孩子喝一杯热腾腾的牛奶,然后饭后还会给孩子喝一点儿酸奶,因为她觉得酸奶里面包含的益生菌有助于消化,能调节孩子肠道的环境。有时候,妈妈还要大展厨艺,做香蕉奶昔给孩子换换口味。

妈妈为孩子的健康做了这么多，付出了这么多，但结果却是，孩子开始经常便秘了，有时候又腹泻，平时爱出汗，晚上还睡不安稳。最重要的是，孩子本来应该更强壮才对，现在却反而变得瘦弱了。

这可能是因为这个孩子本身脾胃虚寒，而牛奶性微寒，长期饮用，让这个孩子脾胃更加虚弱，所以会出问题。既然牛奶是寒性的，不可以长期、大量给孩子喝，羊奶是温性的，是否可以给孩子经常喝羊奶呢？

这一节主要解决以下三个问题：
第一，古人对于牛奶和羊奶的看法是什么？
第二，对待喝牛奶和喝羊奶的正确态度是什么？
第三，应该如何给孩子喝牛奶或者是喝羊奶？

牛奶和羊奶：古人生病时才给喝

从我国古代的传统来看，牛奶和羊奶主要是用来做什么的呢？

唐代药王孙思邈在《备急千金要方》这本书里说，"牛乳治反胃热哕，补益劳损……老人煮粥有益"。哕，是呕吐的意思。这句话的意思是，牛奶可用来治疗热性的反胃呕吐，它对身体虚损的人有补益作用；并且牛奶对老年人很友好，熬粥的时候加一点牛奶也有很好的补益作用。羊奶，也是用来治疗干呕的，如果得了漆疮，还可以用羊奶来涂抹。由此可以看出，在古代，无论是牛奶还是羊奶，对于普通人来说，它们都是更多地作为药物来使用的，并不是像现在这样，把牛奶、羊奶当作普通的营养食物，天天喝。

牛奶和羊奶：当食品每天喝易伤脾胃

最近几十年，牛奶、羊奶在我国已经完全普及了，它们已经成为餐桌上，尤其是早餐的一部分。我们延续了千百年的饮食习惯也发生了改变，以前的早餐大多是包子、豆浆、油条、稀饭，现在牛奶、鸡蛋和面包也变成了常见的选择。

当然，不可否认，牛奶、羊奶的普及是有很大积极意义的，它们能够为人们补充营养。但是，牛奶和羊奶普及后，也出现了一些问题。

第一，部分孩子甚至大人，会对牛奶或者羊奶过敏。

喝完牛奶，尤其是没有发酵过的新鲜牛奶，有一些人的皮肤上会出现红疹、嘴唇、舌头或者咽喉会水肿，还可能出现恶心、呕吐、腹泻，或者流鼻涕、打喷嚏、咳嗽、喘息等情况。因为这部分人对乳糖是不耐受的，他们喝了牛奶，身体就不能很好地消化、吸收和利用其中的营养物质，而是把这些物质当作身体的敌人，然后会通过各种形式，把这些敌人赶出身体。我国乳糖不耐受的人群占比是2% ~ 3.5%。

第二，长期坚持每天喝牛奶或者羊奶对小孩子还没有发育完善的脾胃来说，产生的负担大于收益。

虽然牛奶和羊奶有诸多好处，它们都含有丰富的蛋白质、脂肪、乳糖、矿物质、维生素，还有各种生物活性成分，营养价值很高。但是很多小孩子都不能够完全消化吸收牛奶和羊奶中的这些营养物质，摄入太多反而会拖累脾胃的运化功能，就像是一匹小马拉着一个大车一样，是得不偿失的。

所以，偶尔喝一些，孩子还是可能把这些高营养物质的牛奶和羊奶吸收和利用好的，但若是长期大量地喝，就必须先掂量掂量孩子的脾胃，看它到底是否能承受这么多好东西。

喝牛奶或羊奶，都要适可而止

无论是牛奶还是羊奶，孩子只要不过敏都可以喝，但是一定要适量，不要过量。至于如何衡量孩子喝牛奶或者羊奶是否过量了，每个孩子过量的标准是不一样的，如果孩子的祖辈一直有喝牛羊奶、吃牛羊肉的习惯，那这孩子对牛羊奶的消化吸收能力估计就要比祖辈没有这个饮食习惯的孩子要好一些。孩子大一点，脾胃强壮了，那对牛羊奶的消化吸收能力又会强一些。在冬天，人的脾胃功能一般比夏天要好，所以很可能夏天不能喝，一喝就腹泻的牛奶，到冬天喝就没问题。这其实就是因时、因地、因人制宜。

如果家长还是不清楚到底怎样算过量，也没关系，还有一个最简单的方法，就是反馈式喂养。比如，如果每天都给孩子喝牛奶，发现他晚上睡觉不安稳，大便也不正常，那就可以试着给孩子做些调整，更改喝牛奶的时间，从晚上喝变成早上喝，或者减少喝牛奶的频率，从一天喝两次改为一天一次或者隔天给孩子喝一次。再不济，还可以用酸奶替代不好消化的牛奶。其实方法有很多，关键家长要学会观察孩子的情况，用反馈式喂养的方法来操作就好了。

另外，也有的家长可能会担心，减少了牛奶或羊奶的摄入量，孩子会营养不足吗？该怎么给孩子补充营养呢？

其实，只要平时孩子的脾胃调理好了，正常饮食一般就能够满足孩子的营养需求；而且现在的生活条件已经有了很大的改善，缺乏营养的孩子越来越少了，反而是营养过剩的孩子越来越多。孩子不缺乏营养，为什么还要把过多营养塞给他呢？所以，牛奶也好，羊奶也罢，都不需要太纠结究竟喝什么，而是要更多地考虑孩子现在的身体需要什么，能消化吸收什么。

第六节　冰糖雪梨能止咳吗?

有的经验比较丰富的家长或者是爷爷奶奶一辈,可能对冰糖雪梨是再熟悉不过了。当孩子咳嗽的时候,很多家长就喜欢给孩子做一点来止咳。

有一位妈妈说,她的小孩 6 岁了,天气突然降温,孩子没及时添衣服,于是开始打喷嚏、流清鼻涕,痰也比较白,还有就是咳嗽。晚上睡觉的时候不咳,只是白天咳得比较厉害。孩子奶奶不忍心看孩子一直咳嗽,就做了冰糖雪梨给孩子吃。结果孩子的咳嗽反而更加厉害,不但白天咳嗽更加频繁了,晚上睡觉的时候也要咳嗽好一阵子,大便也突然变得不正常了。

其实，这是因为不对症乱用偏方、乱吃药膳导致的，所以如果不针对咳嗽的具体情况，而是见到咳嗽就给孩子吃冰糖雪梨来止咳，很可能会加重孩子的病情。

这一节主要解决以下三个问题：
第一，为什么冰糖雪梨适合的是肺热燥咳？
第二，怎样判断孩子是肺热燥咳？
第三，如何做冰糖炖雪梨？

冰糖雪梨：适合的是肺热燥咳

《名医别录》是这样描述梨的：梨，味甘，微酸，性凉。归肺、胃经。它的功效是清热生津，润燥化痰。主治肺热燥咳或者痰热咳嗽。冰糖，则是味甘，性平，无毒。归脾、肺经。它的功效是补中益气，和胃润肺，止咳化痰。所以，冰糖跟梨合用，主要针对的是肺部干燥，不够滋润的情况。另外，前面讲到过的川贝枇杷膏也是针对的这种情况。所以，其实也可以用川贝来炖梨，它的效果跟冰糖雪梨是一样的，只是化痰的作用更强，更适用于痰多的情况。

再来说说肺这个脏腑。肺的主要特点是比较娇弱，也比较喜欢湿润的环境，如果肺整天都要和干燥的空气打交道，很容易缺乏津液，变得干燥，也就容易生热，进而可能导致出现肺热燥咳。

肺热燥咳的判断

判断孩子是否是肺热燥咳要注意以下几点。

第一，看咳嗽是否有痰。一般来说，肺热燥咳的孩子是干咳无痰，或者痰很少而且黏稠，很难咳出来。

第二，因为缺乏水分的滋润，孩子的嘴巴、咽喉、鼻子、舌头等器官也会受到影响。比如，声音会嘶哑，口、鼻、唇会发干、起皮。舌头往往比较红，舌苔干燥或者舌苔很少。更严重一点的话，身体其他地方的皮肤也会很干燥、起皮。

第三，孩子的大便会比较干，小便可能会比较少，颜色偏黄。

第四，孩子一般愿意主动补充水分，比如多喝水、吃水果和喝粥。

第五，孩子的睡眠可能会受到影响。如果肺热燥咳程度比较轻微，对睡眠可能没有太大影响，但如果比较严重，孩子就睡不安稳，呼出的气也都是热烘烘的。

如果孩子不是这种情况，而是像开篇提到的案例一样，痰比较多，颜色也白，爱流清鼻涕、打喷嚏，就不能用冰糖雪梨来止咳了。因为这时候，孩子身体里有大量的寒湿，再用冰糖雪梨这样的偏于寒凉清热的食疗方来治疗，就是雪上加霜。所以，针对偏寒性的咳嗽，可以把冰糖雪梨这个方子里的冰糖去掉，替换成一味温热的食材——花椒，做成花椒蒸梨，就能够很好地调理偏寒性的咳嗽。因为花椒性温、味辛，可以温中止痛，除湿气，它可以平衡雪梨的寒凉。

讲到这里，还要再提一点。食物除了平时经常吃的大米、小麦、小米等这些性平的以外，其余的都是有偏性的，所以在选择食物的时候，要讲究膳食均衡，不要老是盯着某种食物一直吃，应该选择多一些，比如把偏于寒凉和偏于温热的食物搭配起来吃，让食物的偏性相互制衡，这样对身体的影响就没有那么大，身体也就能够充分消化吸收食物。花椒炖梨、干姜煮牛奶和蒜蓉炒生菜等菜品就运用了这个道理。也可以把辛味的食物和酸味的食物搭配起来吃，比如酸辣汤、酸辣土豆丝等菜品，也运用了同样的道理。总而言之，无论是用药还是平时的吃喝，都要回归中道，不过于偏执。

冰糖雪梨的做法

冰糖雪梨的做法比较简单，主要有四步。

第一步，选一个雪梨，不去皮。洗干净后将顶端切开，把梨核去掉。当然，也可以直接把梨切成片，放到碗里。

第二步，去掉核的梨里面放入适量冰糖，不要太多。如果是把梨切片的话，就把梨片跟冰糖放一起就行了。

第三步，把梨和冰糖放到碗里，再一起放到锅里隔水蒸。蒸 20 ~ 60 分钟都可以。

第四步，把蒸好的冰糖雪梨放置一会儿，不烫就可以了，然后把汤给孩子喝。当然，梨肉也可以吃掉。

花椒蒸梨，就是选取花椒二三十粒，放在切开的梨子里一起入锅蒸 20 分钟左右就好，然后给孩子吃梨喝汤。

第七节 孩子咳嗽了，吃烤橘子管用吗?

有一个孩子运动后，没有及时换上干的衣服，然后又去吹了冷气很足的空调，结果感冒了好几天都没有好。妈妈就尝试着给孩子做烤橘子来吃，但孩子吃了后并没有什么效果。

结果爸爸就着急了，抱怨妈妈平时都不让孩子多吃水果，为什么孩子感冒了就可以吃这个烤橘子。妈妈当时因为也很着急，一时回答不上来，心里感到很委屈——自己辛辛苦苦给孩子调理，还不被理解。

其实，孩子的家长出发点都是一样的，都希望孩子快一点好起来。但是如果不分清楚具体是哪种咳嗽就用烤橘子来治疗，很可能是没有效果的。

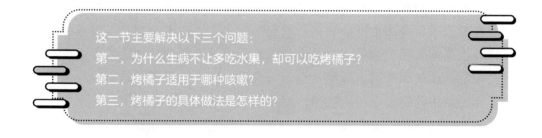

这一节主要解决以下三个问题:
第一，为什么生病不让多吃水果，却可以吃烤橘子?
第二，烤橘子适用于哪种咳嗽?
第三，烤橘子的具体做法是怎样的?

生病时吃烤橘子跟吃水果是两个概念

从中医角度来讲，生病期间要少吃水果，因为绝大多数水果都是偏寒凉的，而孩子的脾胃本身发育就不完全，水果一旦吃得过多，就会给脾胃造成很大的负担。如果长期都这样给孩子吃，那他的脾胃肯定是会出问题的。

比如受寒咳嗽时，病邪在身体表面聚集起来，身体就要调集大量的正气去抵抗。这时候如果还给孩子吃寒凉的水果，也就是在要求身体同时要分出一部分正气聚集到脾胃，去帮助消化这些寒凉的水果。大家都知道让一个人同时去做好两件事情，是很难的，身体也是如此。可以想象这时候身体的内心独白:我太难了，既要让我去体表解决问题，还要让我去消化道处理问题，我就是三头六臂也很难办啊!

那既然不提倡生病期间多吃水果，为什么独独吃烤橘子就可以呢？难道是加热就可以吃了吗？那把橘子拿去锅里煮一下或者蒸一下，去掉一点寒凉的特性，也可以吗？

其实，煮一下、蒸一下跟烤橘子还是有很大区别的。烤橘子最关键的是不剥皮就直接烤，这样一来，在烤的过程中，橘皮、橘络中的有效成分就会进入到橘子肉里面。

有一味中药叫作橘红。橘红就是橘子皮的最外面一层，它的性味是辛温的。辛温的橘红，正好跟橘子肉寒凉的特性相互制衡。橘络，就是橘子肉外面一层网状的白色筋络物质，它味苦、甘，性平，具有通络和化痰止咳的功效。所以，烤橘子的目的实际上是把橘红和橘络的有效成分烤进橘肉里，所以能够驱赶寒邪，化痰止咳；并且它的味道还不错，很多孩子都非常喜欢吃。

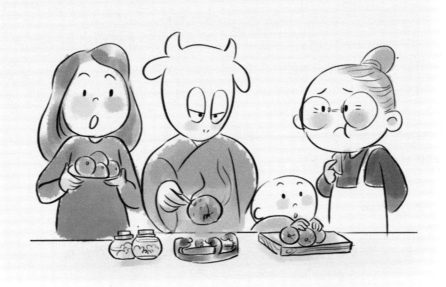

好熟悉的味道。

受寒咳嗽的时候才用烤橘子

关于受寒咳嗽的判断，我们之前讲过了，这里再复习一下。

一般说来，受寒感冒的孩子会表现出以下的症状：第一，舌苔比较薄白；第二，流的鼻涕像清水一样；第三，还可能会出现打喷嚏的症状；第四，会出现怕冷的现象，穿很厚的衣服他都觉得不够暖；第五，摸孩子的额头和身体，没什么汗；第六，如果孩子大一点，能够表达清楚自己的感受了，他可能会说头疼或者是脖子后面这一块儿疼。

所以几个要点结合起来：舌苔比较薄白、流清鼻涕、打喷嚏、怕冷，同时身上又没有什么汗。如果这时候孩子还咳嗽，那一般就是受寒咳嗽。

只要判断是受寒咳嗽，给孩子吃烤橘子，就可以帮助他把聚集在体表的各种垃圾排出去，从而帮助孩子战胜咳嗽。

但如果孩子的大便偏干，或者小便颜色偏黄，咳出来的痰不是白色清稀的，而是浓稠的黄痰，咽喉可能比较红、疼痛。再观察孩子的舌苔，可能会比较黄、厚腻，舌头看起来比较红，那就不适合用烤橘子。

烤橘子的具体做法：烤到微微焦就可以了

给孩子做烤橘子还是挺简单的，主要有四步。

第一，选橘子的时候，要买小一点儿的，不要买太大的，因为太大了就不容易烤透。另外，也要注意别选成橙子了。

第二，先把橘子洗干净，然后放到四五十摄氏度的热水里面泡一会儿，3~5分钟取出来，把水擦干净。

第三，用筷子串好橘子，放到火上烤。烤的时候要来回翻动，当整个橘子皮都烤到微微有点焦黑就行了。这里千万要记住，皮烤得微微焦黑就可以，千万别烤成炭黑了，这样会影响效果。

第四，把橘子放置一段时间，不烫手了，就可以剥掉橘子皮，给孩子吃里面的橘子肉。一般是每天吃两次，每次吃一到两个。具体要根据橘子的大小和孩子脾胃的承受能力来确定。如果是小小的砂糖橘，也可以多吃几个。

第八节 每天八杯水，脑子"进了水"

说起喝水，有一种方案普及度很高。它一般会要求成人每天至少补充 1 500 毫升的水分，用杯子来衡量，也就是我们通常说的每天八杯水。并且，喝水的时间也很精确，上午三杯水，分别是上午的八点、九点和十一点半，下午三杯水，分别是下午的一点半、三点半和五点半，然后晚上两杯水，分别是晚上的七点和八点十五分。对于孩子来说，补水的量上会有一点差别，但补水的时间和方式都差不多。

如果深入思考这种喝水方案背后的指导原则，不难发现，它更倾向于把我们的身体当成是统一的、静止不变的容器，就好像我们都是一个模子里制造出来的一样，容纳水的量和需求水的时间都完全一致。

然而从中医角度上看，每个人都有个体差异，不同的人对水的需求量和需求时间也都是不尽相同的。

可能很多人都有过这样的喝水体验，口渴时，如果大口大口地灌水，感觉会非常爽，但如果不渴的时候还硬要喝水，就没有什么美好的感受，反而可能会感到恶心反胃。

也就是说，当你按照规定的时间和规定的容量来补充水分时，如果身体这时候还不缺水，它就会抗拒。但很多家长为了健康，还是选择用这样的方式来喝水，认为难受一点儿也没关系，不仅自己喝，还让孩子也这样喝。如果家长真是这样想的，那就是陷入了坑里。

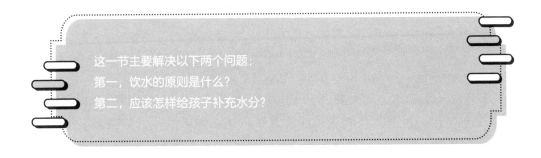

这一节主要解决以下两个问题：
第一，饮水的原则是什么？
第二，应该怎样给孩子补充水分？

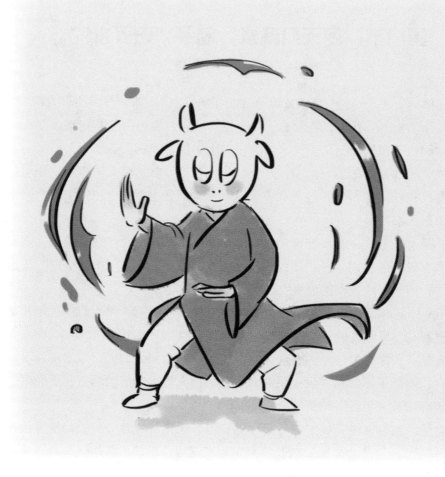

饮水原则：不渴不饮，饮必热饮，小口慢饮

中医理论里面对于饮水有两个原则。

第一是不渴不饮。如果身体感觉不到缺水，没有渴，就不喝水。

喝进肚子里的水，如果要变成身体里面有用的水，比如津液，也需要像消化食物一样，把水消化吸收了才能为身体所用。如果身体长期摄入了过多的水，久而久之不能转化成有用的津液，那这部分水就会堆积在身体里面形成痰湿和水饮。也就是我们平时观察到的虚胖、水肿的状态。

当然，也不要等到非常口渴的时候才给孩子喝水。不渴不饮中的"渴"其实是一种微微口渴的状态，也就是给孩子喝水的时候，他不会抗拒。如果要等到孩子非常口渴才给他喝水，那就有点晚了。

另外，如果孩子太小，不知道渴不渴，家长也可以先用一点点水试一试，注意是白开水，不是有味道的水。孩子不抗拒，愿意喝，就给他喝，如果孩子抗拒、不想喝，就不要用"我都是为你好"的名义强迫他喝。

第二个原则是饮必热饮，小口慢饮。也就是说，要给孩子喝温开水，而不是凉白开或者冰水，因为凉水和冰水会增加脾胃的负担。喝的时候，每次要少一点，相应的，喝水的次数可以多一点。

给孩子喝水：他的身体本能说了算

一般来说，6 个月以下的孩子只喝母乳就够了。因为对于这时期的孩子来说，仅吃母乳就已经能保证足够的水分摄入了，是不需要额外补充水分的。

对于已经开始吃辅食的孩子，就需要根据孩子的身体需要来喝水了。这时候，可以按照刚刚提到的"不渴不饮，饮必热饮，小口慢饮"原则来给孩子喝水。

第九节 追着孩子喂饭？大错特错

给孩子喂饭，这样一个看似简单的事情，如今变得越来越困难了。对于以前饭都吃不太饱的年代的孩子来说，吃饱饭算得上是一种奢侈，如果哪天不听话了，那家里的长辈就会说："你再不听话，今天就不给你饭吃了。"但是现在，吃饭有时变成了孩子要挟家长的条件，如果家长不满足他的要求，孩子就会说："你不答应我×××，今天我就不吃饭了。"

据研究人员对全国 4 000 多名婴幼儿的调查发现，大概有 21.4% 的小孩存在喂养困难的现象。这里的喂养困难主要包括进食太少、偏食、自我进食迟缓、进食中不良行为或者异食癖等。

另外，有关喂养行为和孩子生长发育的调查发现，超过 50% 的家长有时候或者经常会追着孩子喂饭，只有 25% 的家长说自己从不追着孩子喂饭；并且，国内外的研究都发现，婴幼儿期喂养困难和儿童期以后的认知力发展缺陷、行为问题，以及进食障碍等都有相关性。

所以，家长的这种追着孩子喂饭的行为，其实也是育儿路上的一个坑。

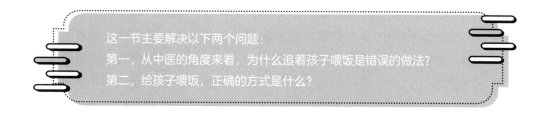

这一节主要解决以下两个问题：
第一，从中医的角度来看，为什么追着孩子喂饭是错误的做法？
第二，给孩子喂饭，正确的方式是什么？

追着孩子喂饭，会增加孩子的负担

俗话说："千补万补，没有饭补。"确实如此，因为人体必需的营养物质有很大一部分都是从主食，比如米饭和面食等里面获取的。如果孩子不怎么吃饭，对于身体的健康成长肯定是不利的。于是，很多家长不惜追着孩子喂，以期待孩子能多吃一些。

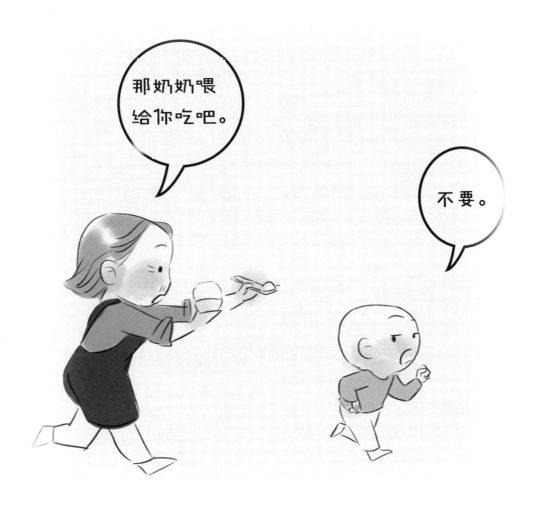

　　殊不知，很多时候这种追着孩子喂饭的行为，不仅不是爱孩子，反而是在害孩子。

　　因为第一，孩子在玩耍、跑跑走走中吃饭，容易忽略对食物的咀嚼，也就是我们平时说的细嚼慢咽。如果孩子本来脾胃就比较虚弱，消化系统的负担也会更加严重。

　　如果家长在生活中注意观察就会发现那些常常被追着喂饭的孩子，久而久之身体会比较瘦弱，而且跟其他同龄的孩子比较起来会更容易感冒、发热、咳嗽等。这里面的根本原因就是脾胃受到了伤害。

　　第二，从生活习惯上来说，总是被追着喂饭，这样的孩子就不太容易"长大"。也就是说，这样的孩子容易产生依赖心理，他的独立性会比较差。"衣来伸手，饭来张口"这句话就是形容这种缺乏自主行为能力和自我管理能力的孩子。那么孩子将来要融入学校、融入社会，也就会比较困难。

第三，有时候，追着孩子喂饭其实是在强迫他吃饭。有些家长很容易忽略孩子当下的身体情况，根据调查发现，大约有23.8%的家长，会经常强迫孩子吃饭。我们作为家长，肯定是因为爱孩子，才想各种方法让他多吃一点，但有时候爱的方式不对，它就变成了沉重的负担。

孩子有时候吃得少一点，家长并不需要焦虑，可能是他自己的身体、脾胃暂时处于很虚弱的状态，就算吃很多进去也消化不了，所以他会没胃口，吃得就比较少。所以，这时候要做的是多观察、多关心孩子的身体情况，而不是一味地要求孩子每天、每顿必须吃多少。

当然，国内外的相关研究都发现，孩子独立吃饭在培养他的自我意识、锻炼手部精细动作、自信心等方面都有积极意义。从这一点来说，也应该尽量避免追着孩子喂饭。

养成孩子自己吃饭的习惯需要观察和沟通

很多家长可能会诉苦说："我也不想追着孩子喂啊，可是这'小祖宗'就是不吃饭，或者吃饭的时候一直在玩儿，不吃饱，营养跟不上怎么办？"

实际上，这就是一个习惯养成的问题。既然追着孩子喂饭，会让孩子养成不好的进食习惯，那好的习惯应该如何养成呢？就是定时吃饭，吃饱了就下桌，两顿饭之间不准孩子吃任何东西。这样可以用微弱的饥饿感促使孩子养成自主进食的习惯。

但在培养孩子吃饭习惯之前，需要先排除孩子生病的情况，因为生病的时候孩子本来就不怎么想吃饭。首先，看一下孩子的舌苔，如果舌苔很厚，就说明孩子体内有积食，这时候就需要先帮助孩子处理积食的问题，等积食好了再说好好喂养的事。其次，需要检查孩子有没有口腔黏膜的损伤，因为手足口病、口腔溃疡等会让进食变得很难受，孩子也可能因为怕疼不想吃饭。最后，检查孩子是否存在其他异常情况，比如少气懒言，无精打采，或者是发热、腹泻等。这些异常状态都表明孩子生病了，孩子短时间内就可能会不思饮食。

排除了生病的时候不想吃饭的情况，就可以开始培养孩子良好的进食习惯了。

首先，对于还不太会表达的婴幼儿，很多时候哭闹就是一个饥饿的信号，并且这种哭闹一般比较响亮有力，跟生病时的哭闹不一样，妈妈对比一般都不会识别错。如果孩子拒绝吃东西，排除生病的原因，就表示孩子已经吃饱了。这时候就不要一直喂孩子，即使是没有达到科学喂养的量也别继续喂了。

其次，对于已经可以自我表达的孩子，我们可以用语言跟他互动。如果孩子不吃了要下桌，或者吃饭的时候要去玩，你可以直接问他："你吃饱了吗？"如果孩子说："我吃饱了。"你就可以说："好的，真棒，吃饱了就下桌吧，下顿饭再见。"这句话的意思是，从现在开始，到下顿饭之间，没有零食，没有水果，没有各种饮料、冰激凌，只有白开水可以喝。只有这样，到下顿饭的时候，孩子才会有饥饿感，才会主动去找饭吃。

只要坚持一段时间，就可以培养孩子良好的饮食习惯，家长也就可以摆脱追着喂饭的困扰了。

也许刚开始训练孩子的时候，父母会有点不忍心，或者家里的爷爷奶奶、外公外婆会不忍心，担心孩子正餐都没吃好，那在两顿饭的间隔时间里就会饿、会要东西吃。这时候一定要坚持原则，要跟家里的人沟通好，相互配合，不然很容易功亏一篑，而且容易在孩子心中留下家长说话不算话的坏印象，那以后说话就会更不好使。

最后，再强调一下两个难点。

第一，要做好家庭成员的沟通工作。说服所有可能给孩子食物的家庭成员，让他们配合一起培养孩子的饮食习惯。其实，很多孩子养不成良好的饮食习惯，就是因为总有一个溺爱他的长辈，甚至很多家长会反映，爷爷奶奶会偷偷给孩子吃零食。虽然这一点让人很无奈，但还是要克服它。

第二，要忍住。因为当孩子满眼委屈地看着妈妈说饿的时候，没有几个妈妈能忍住。这时候家长就需要给自己树立信念：长痛不如短痛，良好的饮食习惯才能让孩子健康，让他长成大高个儿。为了孩子美好的未来，一时稍微挨一点点饿，是值得的。

第十节　吃多了，不仅仅是肠胃不舒服

当一个孩子身体长得稍微瘦弱一点，家长可能会觉得孩子是营养不良，然后自然而然地就会往孩子吃饭的问题上想："嗯……这孩子平时应该没好好吃饭，营养跟不上。应该好好给孩子补一下了，应该多吃饭、多吃有营养的肉、蛋、奶，因为孩子瘦弱肯定是营养跟不上。"

有这种想法的家长并不少。但也有这种情况：有的孩子虽然吃很多，补充很多营养，但他还是很瘦弱，这就并不是没给孩子补充营养造成的，反而是营养太多，孩子消化不了、吸收不了导致的。

所以，长期给孩子吃得过多、过饱，或者是太有营养了，也是育儿路上的一个坑。

> 这一节主要解决以下三个问题：
> 第一，孩子长期吃得过多、过好却营养不足，长得瘦弱，这是为什么？
> 第二，平时给孩子喂养的时候，应该注意些什么？
> 第三，孩子生病期间，喂养又应该注意什么？

长期吃得过多、过好：脾胃负荷过重

孩子吃得很好、很多，其实就好像是一匹小马在拉大车。这匹小马，就是孩子的脾胃，而这个大车就是孩子吃进去的大量高营养食物。

孩子的脾胃发育还不完善，它消化和吸收食物的能力就会稍微弱一点儿。如果长期都吃很多，那消化和吸收食物的负担就会加重。对于孩子的身体来说，把食物消化吸收，然后转化成身体可以使用的物质和能量也就更困难了。要强行拉大车动起来，只会让孩子的脾胃长期处于过度负荷的状态，这时候，小马就会累垮，孩子的脾胃就会变得越来越虚弱。

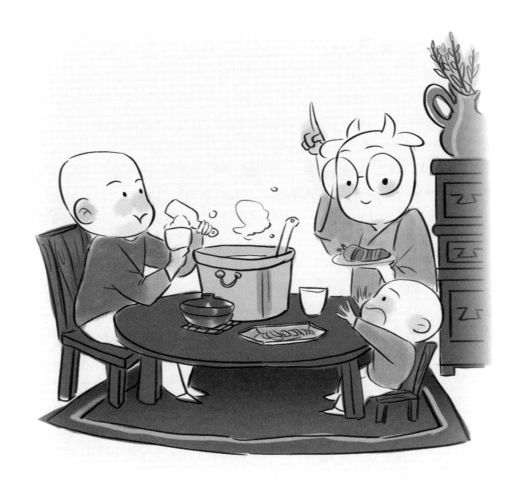

孩子的身体每天都要快速地生长发育，还要防御和抵抗外来的细菌、病毒，那这些基本生理活动都是需要足够的物质和能量支持的。如果脾胃这个小马提供的物质和能量都不足，孩子身体的素质自然会全方位下降。这就是长期吃得过多、过好对孩子的第一个影响。

长期吃得过多、过好对孩子的第二个影响是容易产生过多的垃圾。身体里的能量是处于相对平衡状态的，那如果消化食物需要的能量多了，用来生长发育和抵御外邪的能量也就相对不足了，这样就容易导致孩子免疫力下降，一方面脾胃消化食物"力不从心"，另一方面又难以抵御外邪入侵，孩子身体里面就会产生过多的垃圾。所以吃得过多、过好，影响的并不仅仅是脾胃，而是人的一个整体状态。

"要想小儿安，三分饥与寒"之"饥"

俗话说"要想小儿安，三分饥与寒"。这里说的"三分饥"是人们在过去几千年的摸索中总结的经验和常识。也就是说，吃饭的时候，吃到不太饿就可以停下来了，而不是吃到感觉饱了、吃不下了才停下来。这种状态使孩子在下一次的饭点看到饭菜就会有食欲，会想吃——既不是到了饭点对食物没什么兴趣，也不是离饭点还很远，就饿得前胸贴后背了。

这种不太饿的状态一般来说就是七分饱。在七分饱的状态下，孩子的身体既有一定的空间和余力来更好地消化食物和吸收营养，也能够把营养物质转化成身体需要的能量。这样就不会有"小马拉大车"的危险了。

其实，不仅传统中医认为要"饭吃七分饱"，现代医学经过研究也得出了这个结论。上海交通大学的赵立平教授在《自然》杂志上就发文表示：适度节食，也就是吃个七分饱能够优化肠道菌群的结构，让身体保持更加健康的状态，甚至能够延长寿命。

延长多久呢？美国的阿鲁恩教授研究发现，长期处于微饿状态的人，寿命要比终日饱食者长 20% 以上。所以，这样看来，保持微微饿的状态，不仅对孩子的身体有好处，如果大人能坚持下来，也是有好处的。

但是说起来很容易，实践起来真的没那么容易。当我们遇到美食的诱惑，即便是更有定力的家长也没有几个不沦陷的，不吃到十二分饱是停不下来的，何况是孩子呢？另外，对于孩子来说，还有一种"饥饿"是爷爷奶奶、外公外婆觉得他饿，似乎不吃到筋疲力尽就对不起长辈的爱心。

所以，在实际情况下，也不用 100% 去要求孩子每餐都是七分饱，这样就太纠结了，也很难坚持下去。其实，偶尔吃多一点点是没问题的，只要不是每顿饭都胡吃海塞就行了。再不济，家长也可以多学点中医知识，吃多了赶紧用小儿推拿或者安全、对症的中成药帮助孩子消化。

感冒、发热的时候，也要保持微微饿的状态

平时应该让孩子保持微微饿的状态，孩子生病的时候，就更要保持微微饿的状态。这时候，一定要更加严格地控制进食的量，不能再放任孩子胡吃海

塞了。

孩子生病的时候，主要的气血和能量都被调集去跟疾病作斗争了，消化系统就比平时更加虚弱，也就不能消化吸收那么多、那么高营养的食物。

这时候，微微饿一饿，或者吃一些好消化、好吸收的食物，比如粥、面食之类的，让脾胃在比较低负荷的状态下慢慢恢复功能，其实就是在顺应孩子身体的本能。也就是说，这时候稍微饿一饿，就是在帮忙，而不是给身体添乱。

所以，如果孩子没胃口，就不要勉强他吃东西，这可以让孩子的身体节省出更多的能量帮助免疫系统抵御疾病的侵袭。

第十一节 生病的时候需要补充营养吗？

孩子生病的时候，很多家长最直观的感受就是应该补，而且应该大补。最简单的例子是，几乎每个人去医院看望病人的时候，总是要买一点营养品，期待病人能尽快恢复健康。因为生病时，我们最直观的感受就是身体会变得很虚弱，那虚弱就补的道理是显而易见的。但很多时候，这其实是一种误解。

中医有一句话叫"虚不受补"，有经验的家长可能会对此深有体会。

之前有个妈妈，她的孩子上幼儿园的时候经常生病，而且一感冒病程就会拖得很长，少则半个月，多的话甚至要持续一个月。更令人头疼的是，即便感冒好了，孩子也要流好一阵子鼻涕。这位妈妈就误以为孩子出现的种种症状是鼻炎导致的，于是按照鼻炎给孩子调理了很久。

后来才知道，原来是孩子脾胃虚寒和长期积食造成的。而且，这位妈妈有一个习惯，就是孩子一旦生病了，就会给孩子进补。因为家里人都觉得应该让他吃好一点，补充足够多的营养才能战胜疾病。

不过还好，经过了观念的纠正后，现在这位妈妈在孩子感冒的时候，再也不会给孩子大量补充营养物质了。结果孩子不仅感冒的次数减少了，而且每次感冒基本 3~5 天就好了。

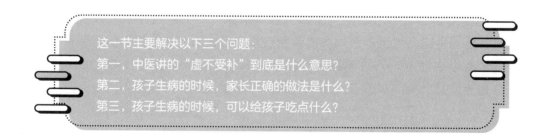

这一节主要解决以下三个问题：
第一，中医讲的"虚不受补"到底是什么意思？
第二，孩子生病的时候，家长正确的做法是什么？
第三，孩子生病的时候，可以给孩子吃点什么？

虚不受补：把对抗疾病的能量用来消化营养物质了

有一部电视剧叫《长安十二时辰》，里面有一个情节，就是十几个士兵在坚守一座城，这座城被敌人围困住了。这时候，士兵们最害怕的有两件事，一件是兵力不足，另一件就是缺乏粮食。但往往是怕什么就来什么，这些被困住的士兵也恰好就面临着兵力不足、没有粮食的问题。

　　所以，这时候士兵们就需要大量的补给。但如果给士兵们空投一些金银财宝、文玩古董、绫罗绸缎过去，对士兵们来说，是补给还是负担呢？没错，这些东西都是很好的东西，但是对士兵们有帮助吗？不仅没有，估计士兵们还得抽调人力物力把这些好东西给扔出来，好腾出足够的作战空间。那这种补给就不是真正的补给，而是帮倒忙。

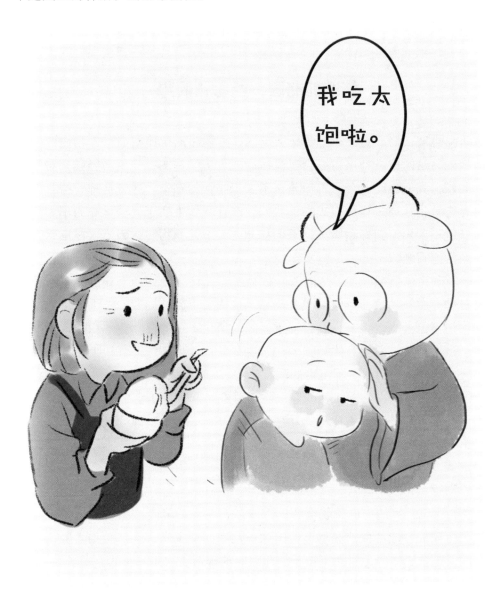

中医所说的虚不受补，也是类似的状态。身体虚弱的时候，我们需要能量的补充，但是这时候，需要的是能够拿来就用的东西，是基础的食物和水，而不是需要花大力气去消化、利用的食物，它们都需要复杂漫长的消化吸收过程，才能为身体所用。这时候，身体大部分的能量都用来对抗疾病了，它根本抽不出那么多的能量来消化和吸收这些高营养物质。

当然，一些有经验的医生，可能会根据患者身体的情况，选择合适的补给方法，把其身体需要的物资直接补充到位——缺水分就补水分，缺血就补血，气不足就补气。不过这都是在准确辨证的基础上进行的，对于家长而言，给孩子最好的调理方式是少帮倒忙。

生病的时候，要重视脾胃

话说回来，虚不受补，主要是指身体很虚弱时消化那些高营养物质的能力也比较弱，这时候进补很可能会对身体造成伤害。其实，从生活经验来看，生病的时候，我们自己就会有胃口差、不太想吃饭的感觉。这就是脾胃给我们的信号，它就是在通过这种方式告诉我们，现在身体生病了，消化能力不太好，这时候就不要再给脾胃添堵了，不要补充一大堆营养物质，因为这样反而会容易导致其他问题。

很多家长总是觉得孩子是因为身体缺了点儿什么，才会生病的，就给孩子乱吃各种有滋补功效的保健品或者药品。这样盲目滋补导致的结果很可能是孩子的病情不但没有改善，反而会加重。因为消化不了的食物会堆积在胃肠道，孩子会很不舒服。即使身体勉强消化了这些食物，也不能很好地吸收其中的营养物质，这样就白白浪费了宝贵的消化能力。

这种情况，就有点像清朝的名医陈士铎在《本草新编》里面讲到的："或疑需用补剂，是虚病宜于补也。然往往有愈补愈虚者。"说的就是身体虚弱的人，第一反应就是进补，但是往往有很多人，进补之后不但补不了虚，反而加重了病情。这就是因为生病的时候，脾胃功能不全，消化吸收不了大补、滋腻的营养物质，它们就会阻滞在身体里面，造成越补越虚的情况。

说到这里，可能有的家长会想，那既然孩子消化吸收能力弱，不如干脆直接去医院输液，把各种营养物质，比如葡萄糖、维生素、氨基酸和微量元素，直接注射进孩子体内，省去了孩子消化吸收的环节，岂不是很妙？

当然不是！除非孩子已经处在非常紧急的情况，普通的进食已经完全不能满足身体机能的需要了，这时候在医生的指导下才可以使用静脉注射的方式去补充营养，并且补充的量要严格控制。

首先，静脉注射这种方式从中医上讲是寒凉的，可能会进一步损害脾胃的消化吸收功能，贸然采用，对于孩子的身体恢复和后期喂养是不利的。

其次，人的身体是非常精密复杂的，不是缺什么东西就使劲"灌"什么东西那么简单，在尊重身体本能的前提下，应该尽量让身体自己选择和调整。我们能做的，就是不自以为是，以"我都是为你好"的名义打破身体的平衡。

山药芡实猪骨汤：生病的时候适合吃

虽然明白了生病的时候不补充过多营养物质是因为要照顾虚弱的脾胃的道理，但作为家长，肯定还是想帮助孩子恢复的，那又该怎么做呢？

简单来说，可以少量补充一些孩子容易消化吸收、能够被身体很好地利用的东西。

首先，总的原则还是要让孩子保持七分饱、微微饿的状态。即使是给孩子吃的容易消化的物质，也不要给孩子吃太多了，最好按照孩子的意愿来喂养，不要强迫孩子吃。

其次，在这里推荐一道健脾的食物——山药芡实猪骨汤。这个食物比较适合生病或者病刚好后，还不能吃肥甘厚腻的食物，不能补充很多营养物质的孩子。

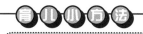

山药芡实猪骨汤

先准备猪脊骨 250 克，鲜山药 100 克，茯苓、芡实、莲子各 20 克，盐适量。然后将猪脊骨洗净焯水，鲜山药洗净切块，芡实、莲子温水浸泡 1 小时，沥干备用。锅内加适量清水煮沸，放入所有用料，大火烧开转小火煲 1 小时，调味即可。

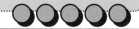

这道汤中，茯苓健脾益气，山药补虚、健脾祛湿，莲子补脾止泻、养心安神，芡实能补益精气、补脾祛湿。它们相互配合着煲汤，清淡甘甜，能健脾养胃，补中益气。对于孩子虚弱的脾胃来说，是非常好的食疗方。

小结与答疑

本章小结

本章主要讲了 11 种孩子喂养上可能陷入的误区。其实，总结起来，这些误区涉及两类家长很纠结的问题：一个是吃什么，另一个是怎么吃。

吃什么呢？孩子脾胃不太好，要长期吃素或者吃八珍糕吗？要给孩子吃苹果、喝牛奶吗？怎么吃呢？要给四个月大的孩子加蛋黄吗？孩子吃得少，是不是要哄着多喂几口？孩子吃饭时到底应该喂多少呢？

家长之所以会这样纠结，主要的原因就是，关注点过多地放在了食物身上。

把关注点过多地放在食物身上的时候，就需要考虑很多很多的问题，比如，这个食物有营养吗？这个食物跟其他食物比起来更好吗？这个食物应该什么时候给孩子吃？这个食物到底要给孩子吃多少或者是吃多久？这个食物要搭配什么给孩子一起吃吗……

当我们把注意力放在食物身上的时候，问题就会一个接着一个地来。因为现在食物的种类越来越多，我们对食物的要求也越来越高。在古代，人们的生活就比较单纯，基本上都是自己种来自己吃。他们吃的都是当地应季的食物，也就不会有那么多需要考虑的问题了。我们其实也可以学习古人，吃简单一点儿，把关注点更多地放在孩子身上。

再换一个角度来看，就说说我们自己，当我们选择吃什么的时候，会有这么多问题，会这么纠结吗？如果吃饭有点撑，或者吃了某种食物感觉身体不舒服，那自然而然地就会选择少吃点儿，或者换一种食物来吃。所以，将心比心，孩子的脾胃大小就像他的拳头一样大，容量是很小的，家长给他喂养的时候，也需要考虑到这一点。

还有的家长，纠结是不是要固定按照一种标准来给孩子喂养，如果孩子不爱吃标准推荐的食物，又应该怎么办呢？

我们也可以换一个角度来看，我们和其他家人喜欢吃的东西都是完全一样的吗？不太可能，对吧？每个人都是独一无二的个体，每个人都有自己的喜

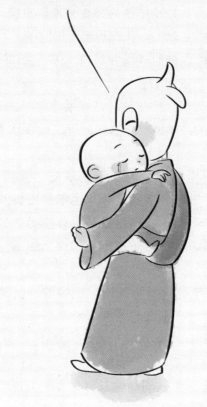

好。这种对食物的偏好其实也是每个人的特质，我们应该包容、接受这种不同，尽量按照孩子的需要来喂养。很多食物都是有替代方案的，只要能满足孩子的脾胃消化能力和营养需求就可以了。

所以，还是要推荐家长选择反馈式喂养这个方式，找到适合每个孩子的独特食谱，让他少生病，健康快乐地成长。

常见问题答疑

家长问：我家孩子脾胃虚弱，还出现了地图舌，肉是不是一点儿都不能吃？但是孩子喜欢吃肉，每次不让他吃也是心疼。

答：孩子出现了地图舌，从中医的角度来理解，确实是脾胃比较虚弱的外在表现之一。那这样是不是就一点儿肉也都不能吃呢？

不是的。孩子脾胃虚弱的时候是要忌口，但是忌口不是只给孩子吃素的意思。针对这个小孩来说，这里的忌口就是要给孩子吃容易消化、容易吸收的食物。那如果把肉类做成肉泥、肉汤这种很好消化的形式，并且尝试着少喂一点给孩子，然后观察孩子的身体情况，这样就可以放心孩子吃了。

家长问：女儿 2 岁半，什么肉都不喜欢吃，要我逼着她才吃一点。平时，她就喜欢吃白饭、白粥、馒头，蔬菜也不是很喜欢吃，零食肯定是喜欢吃的，我就怕她会营养不良了。现在孩子身体挺健康的，就是不胖，身上的肉挺结实，还有点小肌肉，平时一直出去锻炼。想请问，孩子不吃肉，不吃蔬菜，咋整呢？

答：如果孩子平时吃喝拉撒睡的情况比较好，就不必过于担心，如果实在不放心，也可以去找一个靠谱的医生帮忙判断一下。任何食物都或多或少有一些偏性，所以饮食有一个重要的原则就是要尽量丰富一点，吃得杂一些。这样不但可以让孩子有充足而均衡的营养，不同食物的偏性还可以相互中和抵消，我们也就不用去纠结吃什么、不吃什么了。

如果孩子饮食结构比较单一，建议家长多尝试做一些花样，让饭菜更可口，可能会让孩子更愿意吃。

家长问：家里老人固执地认为，是孩子不吃蛋造成了营养不良，导致孩子个头长得慢，我说破嘴皮也改变不了。今天又因为要给孩子吃鹅蛋黄吵了一架，孩子吃完四分之一个蛋黄后，很快嘴周围一圈全都红起来，用水洗了也没用，真的是气得我想辞职回家自己带孩子，欲哭无泪。这种情况应该怎么办呢？

答：隔代喂养确实存在这个问题，两代人的喂养观念不一样，就很容易起冲突。但是不论怎么冲突，老人和你的出发点都是一样的，都是为了养育出一个健健康康的孩子。

那从这个共识和基础出发，你其实可以做的有很多。

你可以养成记录的习惯，详细记录孩子每天的饮食，看看哪些饮食会导致孩子出问题。一次两次可能是偶然，但如果有非常强有力的证据发现孩子一吃某样东西，不久就会不舒服或者生病，老人们应该也会慢慢被说服的。

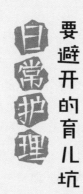

第八章

要避开的育儿坑

日常护理

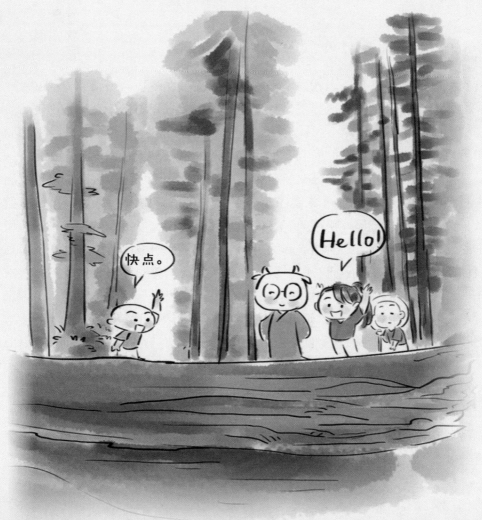

第一节　微量元素，不是想补就能补的

根据一项调查显示，有 70% 的孩子都检测并补充过微量元素。但实际上，对于绝大多数孩子来说，这种微量元素的检测都是不必要的。

早在 2009 年，卫生部（现称"卫健委"）就专门下发文件要求："除血铅检测外，医疗机构临床实验室不得开展其他重金属和类金属的临床检测，不得出具临床检测报告。"然而，很多医疗机构都没有按照这个文件的指示很好地执行。于是 2013 年，卫生部又出台规定：6 个月以下的孩子尽量不要测微量元素。

但是，很多家长还是担心自己家孩子缺乏微量元素，这种焦虑也始终缓解不了。

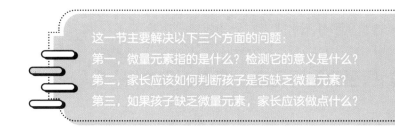

这一节主要解决以下三个方面的问题：

第一，微量元素指的是什么？检测它的意义是什么？

第二，家长应该如何判断孩子是否缺乏微量元素？

第三，如果孩子缺乏微量元素，家长应该做点什么？

微量元素：人体必不可少的组成部分

人体含有 60 多种化学元素。像钙、磷、硫、钾、钠、氯、镁这些在人体含量比较多的元素，就叫常量元素；而锌、铜、铁这些元素在人体内的含量小于万分之一，就叫作微量元素。

这些微量元素对人体的作用还是挺多的。比如，铁这种微量元素，它主要参与造血，以及多种蛋白质和酶的合成。如果缺铁，我们最熟悉的后果就是贫血了——缺铁性贫血。

但是家长不必太过担心，现在的孩子在 6 个月大，开始添加辅食的时候，会首先添加米粉，而市售的辅食米粉中一般都会特地添加铁，就是为了防止孩子缺铁。缺铁除了可能导致孩子贫血以外，长期缺铁，对大脑的发育也是有损害的。

又比如锌，它主要参与人体里 300 多种酶的形成，而且对身体的免疫功能来说也是必不可少的。如果孩子缺锌，可能出现免疫力低下、胃口差、生长发育缓慢等问题。

家长看到这里可能会更加担心了：如果孩子真的缺乏微量元素，那真是太可怕了。所以，有的家长会为了以防万一，就提前给孩子补充这些微量元素。不是有广告说过"儿童不吃饭，是缺锌"吗？那现在不爱吃饭的孩子这么多，给孩子补充一点儿锌，总是好的吧？或者有广告说"钙锌同补，增强吸收"，孩子补充了这些微量元素，会长得更好的吧？其实，很多时候，这只是家长一厢情愿的美好愿望罢了。

首先，微量元素的检测结果只能当成一个参考值。因为要检测这些微量元素对于仪器和实验室的环境要求非常高，一般医院的实验室条件都做不到。

其次，微量元素的检测结果并不能很好地反映孩子到底缺不缺乏这个微量元素。微量元素检测中最常见的检测方式就是抽血检查，然而微量元素并不只存在于血液中，还在各种细胞与组织中，所以，通过检测微量元素的方式确定身体是否缺微量元素这个做法并不可靠，它只能作为一个参考。

判断是否缺微量元素，要看综合情况

既然微量元素的检测结果只能作为参考，医生又是怎么判断孩子是否缺乏微量元素，怎么判断孩子是不是要补充微量元素呢？这就要看孩子的综合情况。

一般来说，6 个月以前的母乳喂养的孩子是不会缺乏微量元素的，因为母乳里面就含有足够的微量元素。这些微量元素就已能够满足孩子身体的生长和发育。对于 6 个月以后的孩子，医生在判断的时候，会看孩子的身高、体重是不是达标，会看孩子喂养的时候是不是食物太单一了，孩子是不是挑食等情况。

所以，如果孩子的身高、体重都是正常的，日常饮食起居也没有异常，就没多大必要去做微量元素检测了，更没有必要额外给孩子补充微量元素。

中医更多地关注孩子的脾胃

微量元素的补充主要是靠食物，中医更重视的则是孩子的脾胃。

如果孩子的脾胃消化吸收能力好，那就能够很好地吸收食物里面的微量元素；如果孩子的脾胃出现了问题，食物里面微量元素再多，也可能出现吸收不好的情况。

所以，首先，在给孩子喂养的时候，要注意食物是不是好消化。也就是说，要根据孩子脾胃的消化吸收能力来喂养。另外，在日常生活中，也要注意保护孩子的脾胃。

其次，要注意食物和营养的多样性，搭配着来吃就不容易缺乏微量元素。

从现代营养学的角度来看，含铁丰富的食物有动物肝脏、血液、豆类、肉类、绿色蔬菜。含锌丰富的食物有鱼、蛋、肉、谷类及豆类。含铜丰富的食物有动物内脏、鱼虾、蘑菇。镁元素则是众多食物里面都有。

所以，只要保证孩子每天饮食正常，就能够保证微量元素的供给。

另外，还有一点，如果微量元素补充过多，对孩子的身体还有副作用。比如，补钙过量会导致高钙血症、脏器组织钙化等；补锌过量则会导致孩子胃肠道不适。这一点，家长也需要多注意。

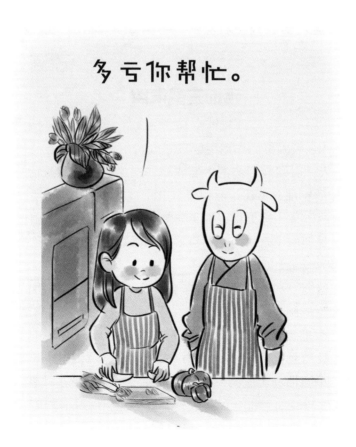

第二节　到底要不要给孩子补钙?

钙也是一种微量元素,这一节之所以还讲它,是因为它很重要,几乎所有的家长都会纠结补钙这个问题:如果孩子再现了缺钙的问题,家长会纠结怎么补钙对孩子好一点儿;即使孩子的身高和体重都是正常的,家长还会纠结要不要给孩子多补一点儿。

> 这一节主要解决以下三个问题:
> 第一,人体中的钙,它的主要作用是什么?
> 第二,为什么孩子更容易缺钙?
> 第三,对待孩子缺钙的问题,家长可以做点什么?

钙的主要作用

钙对孩子身体生长发育的作用主要有三点。

第一,钙是人体骨骼和牙齿的主要成分。这实际上也是钙最主要的作用,因为人体内 99% 的钙都分布在骨骼和牙齿里面。

如果把人体看作是一栋大楼,那骨骼就是钢筋搭起来的基础框架;而钙,也就是这里面很重要的建筑材料。可以说,如果缺乏了钙,那这个基础框架就会出问题,它的抗压能力就会比较糟糕。

如果缺钙,这座"大楼"要么可能会变形,比如我们熟悉的儿童肋骨外翻、鸡胸、"X"形腿、"O"形腿等情况;要么就成了豆腐渣工程,比如得骨质疏松症,骨骼就变得脆弱了,经不起折腾。

第二,钙能维持神经和肌肉的正常兴奋。如果身体里面钙不足了,就会导致肌肉抽搐。小腿抽筋(肌肉痉挛)可能的一个原因就是缺钙。

第三,钙还参与凝血过程。如果缺钙,就可能出现凝血障碍,也就是说当皮肤上有伤口流血的时候，会很难止住。

由此可见，钙对于孩子的生长发育来说是相当重要的。

孩子缺钙原因：脾胃受损、晒太阳少、偏食

通常来说，孩子和老人更容易缺钙。为什么孩子会容易缺钙？这个问题如果放在几十年前就很好回答，因为那个时候，人们可以获得的食物本身就有限。很多人连吃都吃不饱，更别提什么补钙的问题了。所以，那时候孩子缺钙最主要的原因是摄入太少了。

而现在，可以选择的食物种类是太多太多了。这样一来，很多家长选择食物的一个原则就成了选择好的、营养丰富的、贵的食物。这类食物很多都有一个特点，就是比较难消化吸收。长期给孩子这样吃，容易伤到孩子的脾胃，孩子的消化吸收能力就会降低。这样一来，即使食物里面有很多钙，孩子消化吸收不了，也会导致钙的缺乏。

所以，现在的孩子摄入钙不足的很少，但是消化能力低影响钙吸收的却很多。

不过，还是有一类钙摄入不足的孩子比较常见，就是那种偏食、挑食的孩子。吃的食物单一，整天就是几种食物翻来覆去地吃，钙摄入不够多，就容易缺乏了。

另外，孩子缺钙还有一个原因，就是老待在室内活动，很少去室外玩耍，晒太阳的时间不足。晒太阳的时间不足的话，合成的维生素 D 就不够，那钙的吸收也会受到影响。也有的家长，喜欢带着孩子隔着玻璃晒太阳，这样也是不行的。因为促成维生素 D 合成的主要是阳光中的紫外线，而紫外线没办法完全穿过玻璃，所以维生素 D 的合成也就受阻了。

从中医角度来看，晒太阳是补充身体阳气最好的方式之一，如果晒太阳不够，补充阳气不足，孩子的身体相对来说就会差一点，他的脾胃功能也会差一点，最终也可能导致钙的缺乏。

正确对待补钙：养护阳气、顾护脾胃为主

针对大多数正常的孩子来说，平时注意食物的多样性和易消化性，注意保

护好孩子的脾胃，常常带着孩子去室外活动活动，晒晒太阳，就能够保证孩子不缺钙。

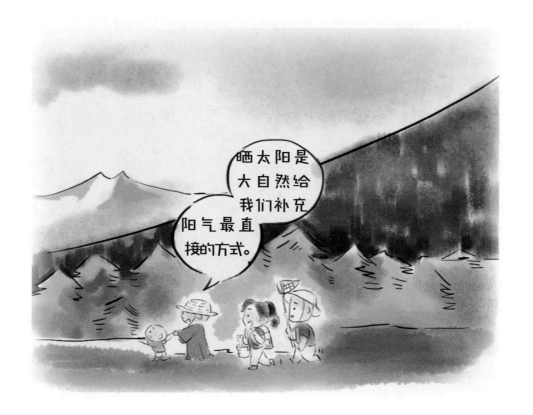

对于少部分可能缺钙的孩子，则需要先判断孩子到底是不是缺钙。《中国儿童钙营养专家共识（2019年版）》明确指出，目前还没有能准确反映钙营养状况的指标，因此临床上很难对钙营养状况进行准确的生物学评价。所以，这就需要医生结合孩子的情况来做一个综合评价。下面总结了孩子缺钙可能的表现，家长可做参考。

第一，缺钙的孩子可能睡眠不太好。也就是说，他不太容易入睡，或者不容易进入深睡状态，或者入睡后爱啼哭、易惊醒，入睡后多汗。

第二，孩子的胃肠道经常不舒服，比如，常有阵发性腹痛、腹泻、厌食、偏食，等等。

第三，孩子的骨骼发育不良，比如孩子可能会有抽筋、胸骨疼痛、"X"

形腿、"O"形腿、鸡胸、指甲灰白或有白痕等症状。孩子出牙晚，牙齿排列稀疏、不整齐、不紧密。

第四，孩子的精神状态不太好，情绪也不太稳定，比如，容易烦躁，坐立不安，或者是注意力无法集中，容易疲倦。

第五，孩子的生长发育会受到影响。孩子跟同龄人比起来，可能智力发育比较迟、说话晚、学步也晚。还可能头发稀疏，身体弱，容易感冒、过敏，等等。

如果孩子有这些症状和表现了，要赶紧去医院确认一下，至于是通过吃钙片来补钙还是其他方式来补钙，需要跟医生一起来决定。虽然真正缺钙的孩子是少数，但是家长也不能忽视。

第三节 孩子吃个不停，为什么就是不长肉?

有一位妈妈，她的女儿一出生就胃口很大，当妈的也就尽量去满足。可是，吃着吃着就不怎么吃得下了，因为孩子积食了。

但那时候，这位妈妈并没有意识到孩子积食了，也就没能及时纠正孩子的喂养方式。这样一来，孩子的情况就越来越严重。发展到后期，孩子的胃口更好了，是看到啥都想吃，但只吃几口苹果或者一吃面食就腹泻，吃胡萝卜也腹泻，有时候大便还是"羊屎球"。另外，孩子的口气越来越重，脾气越来越大，睡眠也越来越差。

6个月时，孩子的体重是9.5千克，到了一岁零五个月，体重反而不到8.5千克。于是妈妈带着孩子去医院看病，西医诊断是营养不良。其实，根本原因是伤到了脾胃，在中医上，这就叫胃强脾弱。

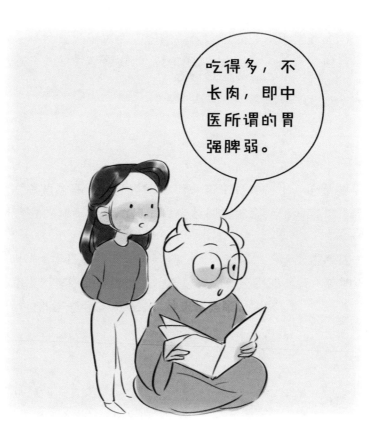

所以，这种长期过度喂养也是育儿路上的一个坑。

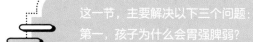

这一节，主要解决以下三个问题：
第一，孩子为什么会胃强脾弱？
第二，怎么判断孩子是否是胃强脾弱？
第三，家长在平时的生活中应该怎样护理胃强脾弱的孩子？

胃强脾弱：越想吃，吸收越差

具体讲解胃强脾弱的原因前，需要先普及一下阴阳的概念。最初，阳就是指面向太阳，阴指的是背向太阳。因为面向太阳是温暖的、明亮的，背向太阳是寒冷的、黑暗的，由此就引申出万事万物的阴阳属性。比如，水是阴，火就是阳。

脾和胃这两个脏腑，也可以用阴阳来概括。中医把胃看成是阳性的，把脾看成是阴性的。胃的主要功能是受纳、腐熟水谷，通俗来讲，就是装食物的，并通过蠕动把食物研磨得细小一点；而脾的主要功能是消化吸收食物，并把营养物质运送到全身。

我们可以把胃看作是一口锅，锅里的水看成食物，锅下的火看作胃阳，如果胃阳过盛，火大了，锅就容易被蒸干，要避免蒸干就要不停往锅里加水。所以孩子会容易饿，见啥吃啥，而且感觉怎么也吃不饱。

如果胃阳过盛，摄入食物过多，脾就来不及运化，长期如此，脾的运化功能就会变弱，食物也不容易被消化吸收而输送到全身了。所以家长会看到孩子老是吃，就是不长的现象。

孩子老是想吃的东西，确实是身体需要，但是吃下去的食物又不能被吸收，身体的需要没有被满足；而越是满足不了身体需要，越想吃，吃得越多，又越会导致吸收差。这样就形成了一个恶性循环。

胃强脾弱的孩子：反复感冒、坐姿不端

判断孩子是否是胃强脾弱，第一，也是最主要的一点，就是看孩子是不是

存在吃得多却不长肉的情况。

第二，胃强脾弱的孩子还容易反复感冒。脾胃是气血生化之源，人体如果气血不足，就容易受到邪气的侵犯。现在孩子脾胃出问题了，肯定气血就不足了，就会导致免疫力差，容易反复感冒。

第三，孩子在学习的时候，注意力比较差，学一会儿就会感到比较累，坐姿也不端，形体也不是很美观。脾在体合肉，主四肢，孩子脾气虚，肌肉、四肢就不能正常地支撑身体。

第四，孩子大便不正常，可能会腹泻，大便偏黑偏臭，也可能是"羊屎蛋"。因为脾胃的消化吸收出问题了，大便就堆积在胃肠道里面，就容易偏黑偏臭。

第五，孩子睡眠也不是很好，因为"胃不和则卧不安"。

调理胃强脾弱的孩子，需坚持以下几点

如果已经判断出孩子是胃强脾弱，调理的方式如下。

第一，要注意饮食。孩子总是要吃，不让他吃也是行不通的，但是吃多了消化不了又会积食生病，所以，只能是给他吃容易消化的食物。有牙齿的小孩还需要锻炼咀嚼能力。容易消化又需要咀嚼才能吞下去的食物，可以考虑尝试新疆的馕。这个是面食，加工简单，稍有咸味，孩子可以吃。

当然，也可以让孩子咀嚼一点坚果。其他主食和蔬菜、肉类，也是可以吃的，但要注意大的原则，也就是我们一再强调的反馈式喂养。还有就是不能给孩子吃太饱了，七分饱就够了。另外，吃饭要有固定的时间，不能随时都让孩子吃。

第二，要引导孩子做适量的运动。适量运动有助于孩子的阳气生发，这样也可以加强孩子脾胃的能力。

第三，坚持用热水给孩子泡脚，一般是一天一次，给孩子泡到微微出汗就可以了。

孩子的身体是有自愈功能的，不吃难消化的、超过身体负荷能力的食物，不吃生冷寒凉的食物，保持好的生活、作息习惯，不错误用药，孩子的身体就可以自我调整好。

第四节 有必要给孩子用人参补一补吗？

说起人参，大多数人的印象就是，这绝对是个好药，甚至有起死回生的功效。没错，如果用得恰到好处，也就是对症来用的话，人参是能够起到很大的作用的。中医经典著作《神农本草经》就将人参列为上品，称其"主补五脏，安精神，定魂魄，止惊悸，除邪气"。

总结起来，我们眼中的人参大概有两大好处：一是补益虚弱的身体，二是用来救急，夸张一点来说，就是"起死回生"。人参的确有这些优点，但是经过影视剧和广告的宣传，人参的这些优点却被无限放大了。

受此影响，一些家长看到孩子身体虚弱，经常生病，就也想用人参来给孩子补一补。有的家长会买人参来泡水，或者炖鸡汤给孩子喝。也有的家长会买人参类保健品给孩子吃。其实，它就是育儿路上的一个坑。

曾有一个吃人参导致严重后果的极端案例。在广东的一些地方会有这样的风俗习惯，当地有些老一辈的人会给刚生下不久的婴儿喂参汤，因为他们觉得这样可以让小孩子无病无灾，聪明，身体健康。有一个婴儿出生当天，他的祖辈家长就用人参炖水，频繁地给孩子喂。半天过后，孩子哭闹不休，紧接着就呼吸急促，然后脸色和嘴唇发绀，双手抽搐，呕吐……

当然，这是极个别的情况，但是其中存在的问题是值得深思的。

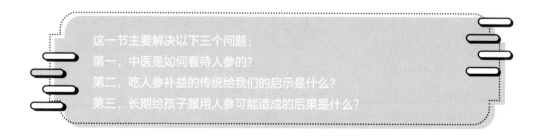

这一节主要解决以下三个问题：
第一，中医是如何看待人参的？
第二，吃人参补益的传统给我们的启示是什么？
第三，长期给孩子服用人参可能造成的后果是什么？

人参：味甘，大补元气

在《名医别录》这本书里，有一首诗描述了人参。诗句很简单，是这样的：三丫五叶，背阳向阴。

欲来求我，椴树相寻。

意思是说，人参一般生长在阴湿之地，如果想采人参，就要去椴树下面找。一般要 3 ~ 5 年，人参才会长出"三丫五叶"这样多的枝叶。这时候的人参就可以采摘了。

从这短短的几句诗中，我们能看出人参的生长周期和生长环境。另外，还有人认为，人参背阳喜阴，所以是阴中之阳的药物，具有调和的作用，可以适当地调整身体，让身体保持平衡。

关于人参的性味，《中华人民共和国药典》是这样记载的：甘，微苦，微温。它的作用是大补元气，复脉固脱，补脾益肺，生津养血，安神益智。主要用于体虚欲脱，肢冷脉微，脾虚食少，津伤口渴，气血亏虚，久病虚羸等。

这样看来，人参对人体的益处是很明显的。

吃人参补益的传统

一开始，人参只是医生用来治疗调补虚证的。不过随着时代的发展和进步，人们开始在日常生活中也把人参当成保健品，甚至当成食品来吃。

比如，《红楼梦》里讲，林黛玉进入贾府以后，每天都要吃一种叫人参养荣丸的补药。曾国藩在他的家书里面也提到，他自己没有生病的时候，就经常吃人参来补益身体。另外，在古代，人参还常被制作成参茶、药膳来给皇帝、太后吃。

然而，家长必须明白，不管是把人参当作药物来用，还是当作补益品来吃，都应该经过严格辨证。

现代药理学研究发现，人参对人体的中枢神经系统、心血管系统、消化系统及内分泌系统均有一定的益处，同时还能提高人体免疫力，有抗休克、抗疲劳、提高性功能等功效。经过媒体、商家的大肆宣传，这些研究发现也就更激发了人们对于人参的崇拜。

有的家长甚至说，朋友圈卖人参就像卖萝卜一样。大环境是这样，很多家长也就会被误导着去给孩子买来吃。

长期服用人参：可能导致人参滥用综合征和性早熟

对大多数孩子来说，用人参来补其实是不需要的；即使孩子确实需要补，但用人参还是太过了。

简单来说，长期吃人参来补身体的做法，主要会给孩子带来两个方面的坏处。

第一，会导致不良反应，这种情况在临床上还是比较常见的。研究发现，连续服用人参1个月甚至更长时间的人，可能会得人参滥用综合征。它的主要症状是：血压升高、咽喉刺激感、欣快感、烦躁、体温升高、皮疹、出血、腹泻、水肿，少数病人表现为性情抑郁等。

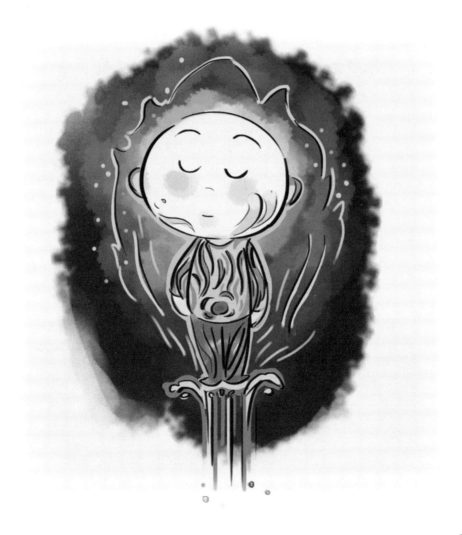

第二，滥用人参可能造成孩子性早熟。虽然现代药理学研究了人参的成分后，没有发现激素相关的成分，但是有研究发现，长期食用人参会增加体内雌二醇的含量，这个雌二醇，就是卵巢分泌的一种雌激素，过量可能会导致孩子性早熟。所以，人参的作用虽然广泛，但可能并不适合生长发育时期的中小学生。因为它可能会在一定程度上干扰儿童正常的生长发育过程，甚至造成性早熟的后果。

另外，如果经医生指导，孩子确实需要暂时服用人参，这里有几点建议。

第一，服用人参期间若出现其他疾病，应停用人参，除非医生有特别交代。

第二，服用人参期间注意忌口，尤其不吃萝卜、不喝茶、不吃各种海产品、不吃葡萄。

第三，服用人参期间注意观察孩子身体的变化，如有异常症状以及不适应，及时咨询医生。

第四，服用人参要少量，别贪多。

第五节　增强孩子体质，应该如何运动？

就多数家长而言，理想的孩子也许是听话的、乖的、懂事的。因为他们安安静静的，又不惹事。但是请注意，如果孩子过度安静的话，很可能最后就变成了"温室里的花朵"。

从健康的角度来看，太过安静的孩子身体比较脆弱，他们往往喜欢窝在家看书，或者玩电子产品，不怎么爱运动。长期这样，身体虚弱、鼻炎、感冒、发热、精神状态差等问题就很容易找上门来。

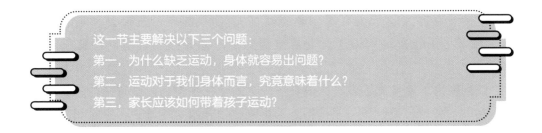

这一节主要解决以下三个问题：
第一，为什么缺乏运动，身体就容易出问题？
第二，运动对于我们身体而言，究竟意味着什么？
第三，家长应该如何带着孩子运动？

缺乏运动的身体会变弱

有句古话叫"流水不腐，户枢不蠹"，意思就是，流动的水不会发臭，经常转动的门轴不会遭虫蛀。

流水不发臭的原因就在于它是流动的，"问渠那得清如许，为有源头活水来"，水的流动可以增加氧气的溶解，这样里面的好氧菌就能生长良好，而厌氧菌，就是一般来说闻起来很臭的细菌，生长繁殖就会受限，所以流动的水是不容易腐败的。门轴呢，也是因为经常转动，虫子才不容易定居。

其实，身体里面的气血津液也是一样的道理，如果流动不畅，就容易导致气机郁滞。而气机郁滞，就会产生各种"垃圾"，比如痰湿，比如水饮，比如郁火，等等。

而这些垃圾又会反过来影响气血循环的能力，相应的，身体的消化能力、代谢能力就会变弱。

运动是"良医"

东汉时期，华佗创立了五禽戏，再到后来的太极拳、八段锦等，这些传统运动自创立就开始成为疾病预防和治疗的一种方式。在当代，人们也会用太极拳、八段锦和五禽戏等运动方法来调理疲劳、失眠、抑郁、肥胖等亚健康的身体状况。

当然，除了这些传统的运动方法外，慢跑和散步也很有帮助。

之前就有一个家庭，其中的爸爸，因为家庭不太和睦、压力大，精神状态不太好，就决定每天都坚持慢跑，从跑二三十分钟开始，逐渐增加到每天差不多慢跑 1 个小时。一段时间过后，这个爸爸的体重从 90 千克减到了 75 千克，大肚子没有了，睡眠也变好了，洗碗、洗衣服、拖地、带娃等琐事也乐意主动承担了，而更重要的是，他开始安抚容易发脾气的妈妈了。

说到妈妈，她身体不太好，很长一段时间都在吃中药，没有精神，容易烦躁、生气、疲劳。受到爸爸坚持锻炼的影响，她开始学跳舞，一段时间过后，这些情况也渐渐好转了。

这家人的孩子，也是典型的亚健康状况，过敏体质，有哮喘史，容易咳喘，痰湿很多。妈妈就做了一个重大的决定，她把孩子转到新幼儿园，每天吃简单的食物，每天都去户外散步，学做家务，每周还去山间远足一次。后来，孩子的情况也开始好转。

其实运动无论是对大人还是对孩子来说，都是一个"良医"，因为它可以加速气血的运行，让我们虚弱的身体变得强壮起来。

运动要根据自己的身体情况来

既然运动是"良医"，对身体这么好，应该怎样运动呢？这就需要根据孩子的身体情况来选择相应的运动方式。

首先，对于身体比较虚弱的孩子来说，刚开始的时候要从简单的运动开始，也就是不太激烈的，孩子完成后不会太累的运动。如果运动强度太大，膝理大开，一方面是容易耗散过多，另一方面是容易遭受邪气的入侵。孩子本来身体就比较虚弱，运动的目的是使气血通畅，能够顺利营养四肢百骸，如果运动过度了，不仅不能使气血顺利营养身体，反而会耗散掉一部分，那就得不偿失了。

所以，对于身体比较虚弱的孩子，家长可以带着他一起做游戏，比如去公园散散步，做"萝卜蹲"、亲子瑜伽，或者是陪着孩子一起在床上翻跟头之类的。

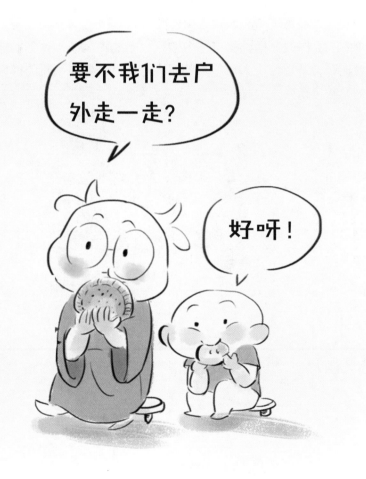

　　这些简单的运动其实都有一个共同点，就是陪伴。很多小孩子都有这样一个特点，就是一发现妈妈不在身边了就要寻找，或者是过一会儿就要确认一下妈妈在不在身边，发现妈妈在，他就继续玩，不在就着急了。并且，越是虚弱的孩子可能表现越明显。《黄帝内经》中有句话叫"精神内守，病安从来"。如果家长能陪伴着孩子一起运动，孩子的心安定了，运动的效果就会更好。

　　其次，对于湿气重、比较胖，或是长得比较结实的孩子，可以带着孩子去跑步、打羽毛球、踢足球、打篮球等。

　　湿气重、比较胖的孩子，一般来说，身体里面气血不畅的情况会严重一点，"垃圾"也会多一点，所以，这时候就需要运动强度大一点。当然，还是要提醒一句，运动还是不能太剧烈和过度了。

　　要像中医提倡的一样，保持"中道"，不能不运动，也不能过度运动。至于什么度比较合适，每个人可能真的不太一样，需要在不断的摸索中找到最合适的运动量和运动强度。

第六节　增强孩子体质，应该如何静下来？

请先闭上一小会儿眼睛，想象一下这样的情景：

清晨 7 点，你一个人在小区跑步，当你跑了 15 分钟后，你会意识到什么呢？喘气声加重、汗水顺着身体的皮肤往下流、脚步开始变得比较沉重？

再换一个场景，如果你不是跑步，而是开摩托车、电动车或者汽车去上班，你又通常会做什么，注意什么呢？也许是周围熙熙攘攘的车流，或者是突然冒出来的其他车辆？很可能，你的心思就会更多地关注周围而不是自身的情况。

这实际上就是两种速度模式下我们生活的写照。第一种，速度慢一点儿，你就会更多地把心思放在自己的身上；而第二种，速度快起来，你更多地就被外界的事物所包裹、笼罩着。

现在我们生活的节奏其实比祖辈们的快得多了。比如，我们的睡眠时间从电灯普及以后就开始慢慢缩短，到现在平均减少了两个小时左右。而我们都知道，孩子长身体和疾病的恢复都需要充足的睡眠，这就间接地导致了人的体质的下降。

现在，很多家长不明白"慢慢来，比较快"的道理，在孩子生病的时候，一刻不停地折腾孩子，又是量体温，又是喂药，又是擦身体，又是弄这弄那，而且一个比一个紧急。殊不知，此时此刻，孩子最需要的是慢下来，好好休息，让身体自然地恢复，而不是急需家长以为的各种所谓的"治疗"。这其实就是"瞎折腾"的育儿坑。

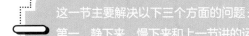

这一节主要解决以下三个方面的问题：

第一，静下来、慢下来和上一节讲的运动是不是矛盾的呢？它们有何关系？

第二，中医为什么提倡我们的生活节奏适当放慢一点、平缓一点？

第三，在平时的生活中，怎样给孩子养神？

动以养形，静以养神

我们应该都听过这句话，生命在于运动。没错，因为身体就是需要不断地运动，以促进血液循环，促进食物的消化吸收，锻炼我们的肌肉和骨骼。这也是上一节提倡大家适当运动的原因。

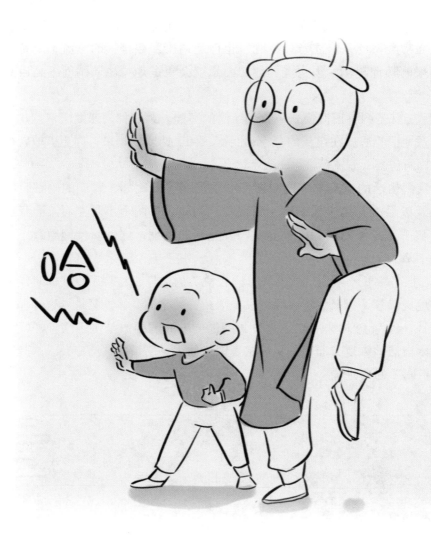

有人试验过，身体健康的人在床上静卧20天后，心肺功能会下降70%，肌肉力量也会严重衰退，就像生了场大病一样。可是，凡事都应有个度，如果锻炼过度、消耗过度，身体也是容易出问题的。

所以，这里面其实涉及增强体质的两个方面，一个是运动，另一个就是静下来、慢下来。用中医上的一句话来概括，就是：神为形之主，形为神之宅，动以养形，静以养神。这句话的意思是，运动侧重增强我们的形体，而静下来侧重的是让人宁心安神。不过，无论是运动还是静下来，它们的目的都是一样的，都是为了让身体里的气血流畅运行，保持动态平衡。

中医所讲的神，到底是什么？

静以养神的神，可以简单理解为人的思维、意识、情绪、注意力等。

我们应该都有这样的体会：心情低落的时候，往往也没什么胃口，感觉疲惫、倦怠，什么都不想做，又或者是让自己完全投入工作里，一直做事，始终静不下来。等终于静下来的时候，可能还会生一场大病。因为人的精神对身体也是有影响的。

中医认为，喜、怒、忧、思、悲、恐、惊这七种情志如果超过一个度，也会导致我们生病。当某种或多种情志刺激强烈而持久地存在，超越了人的心理、生理适应能力，可导致人体脏腑气血失调，机能紊乱，从而引发内伤，这就是中医说的"七情内伤"。具体来说，就是怒伤肝、喜伤心、忧伤肺、思伤脾、恐伤肾。

我们现在提倡的身心健康，除了身体的功能正常之外，养护好心神也非常重要，这就回到了之前说的"动以养形，静以养神"。在快节奏的生活里，有时候需要适当放慢节奏，才能达到静以养神的目的。

内心强大，才能保持安静

要帮助孩子养神，首先，家长要通过学习来强大自己，这样才能清楚地知道孩子是什么样的状态——你不能做什么，可以做什么，自己也就不会那么焦虑了。

如果家长很容易焦虑紧张，方寸大乱，那势必影响到孩子，所以，作为家长，内心稳定，情绪稳定，孩子才有安全感，才能更好地静下来，更好地养护心神。

其次，要少折腾一点儿。比如孩子已经说吃饱了，家长还要多喂几口。甚至有的孩子因为饱了，喝不下奶了，家长还认为孩子需要营养，规定他必须喝下去。硬要规定孩子每天必须喝够八杯水；硬要带孩子参加各种补习班、兴趣爱好班，孩子连玩的时间都没剩下多少了；嫌弃小区公园或者室外不干净，担心孩子弄脏手和衣服，非要带孩子去室内干干净净没有尘土的游乐场玩。这些都算是"折腾"。

家长要多一点包容和换位思考，多理解孩子身体和心灵的需求，孩子的身体体质才能更好。所以，尽量要少"折腾"一点儿。

最后，要多陪伴孩子。其实，这个也很简单，比如，睡前给孩子揉揉肚子，一起感受这种亲子接触的亲密感，让孩子在揉肚子的过程中感受身体的变化。每天留一点儿时间，给孩子读一些故事，也是不错的选择。

第七节　你还在把手机当"带娃神器"吗？

现在，手机一类的电子产品我们几乎每天都会接触。尤其是每天睡前，大多数人都会玩手机、平板电脑等电子产品。要么是熬夜追剧，跟朋友或者工作伙伴聊天、聊工作，要么是"刷"新闻、"刷"微博、"刷"短视频等。总之，处在一个精神被耗散的状态里面。

《黄帝内经》里讲："阳者，卫外而为固也。"意思是，阳气作为身体的防卫兵，能够抵抗细菌、病毒等邪气的侵犯。长期把自己埋在手机这些电子产品里面，就可能过度消耗精力、耗散阳气，使得我们的身体变得虚弱、疲劳，身体的免疫力也就会相应降低。

这对于孩子来说，影响更大一点，因为孩子的各种器官、组织还没有发育完全，他也就更容易受到外界事物的影响，尤其是手机、平板电脑这些电子产品。

有人对 1 000 名 0 ~ 5 岁孩子的家长做了问卷调查，发现 0 ~ 5 岁的孩子智能手机使用率为 80.4%。也就是说，每 5 个孩子中就有 4 个开始用智能手机了。超过半数的家长给孩子玩手机的主要原因是"让孩子老实一会儿"。

这种把手机当作"带娃神器"的做法，值得家长去深思。

这一节主要解决以下三个方面的问题：

第一，中医是如何看待给孩子玩手机的？为什么不提倡给孩子多玩手机？

第二，长期、过度玩手机可能导致什么样的后果？

第三，要增强孩子的体质，应该怎样处理孩子和手机的关系？

长期玩手机，容易导致身心分离

如果用传统的眼光来看待手机这些电子产品，古代有一个比较合适的词语可以形容它们：奇技淫巧。这里的淫，意思是过度的、容易让人沉迷和上瘾的。整个词语的意思是：过度新奇容易让人沉迷和上瘾的技艺或作品。可能很多人会觉得，是否对一件事物上瘾应该跟意志力有关系，但其实从这些电子产品发明的初衷来看，它本身就具有一定的让人沉迷的属性。长期、过度使用这些电子产品，人的心神容易消耗过多。

从中医角度来看，人最理想的状态是身心一体，比如，夜深人静的时候所感受到的那种静谧，仔细倾听，甚至可以感受到自己的心跳。这其实就是一种身心一体的表现，因为没在牵挂某事某人，而是在感受自己。又比如，当家长待在孩子身边的时候，眼神关注着孩子，孩子就能玩得很自在，或是睡得很安稳，因为孩子这个时候也是身心一体的。

有一句话叫"精神内守，病安从来？"意思是说如果把精神和注意力守在自己的身体里面，不到处乱跑而耗散掉，身体和心灵待在一块儿，人抵抗疾病的能力就会很强大。但如果一个人身心不统一，分开了，老是在关注身体以外的事物，比如玩手机、打游戏，或者老是出神去思考其他的事情，我们的注意力，或者说心神，就跟身体分开了，跑到外面去了。

短暂的分开倒也没什么大问题，但是如果长期都这样，心神就会消耗过多，如果再得不到滋养，那身体也就自然而然的能量不足，我们也就更容易生病。比如，容易出现头晕头疼、疲惫虚弱、失眠健忘、容易怕冷等表现。并且，还可能出现脱发、失眠、便秘、抑郁、焦虑、狂躁等问题，甚至更极端一点儿，可能出现猝死的情况。

孩子长期过度玩手机也是同样的道理，因为小孩子的各种身体功能发育还不完全，尤其是眼睛。我们知道眼睛是心灵的窗户，长期高强度用眼，会对心神形成巨大的消耗。好奇心会让孩子在这些电子设备上消耗更多的心神，这样一来，孩子跟世界沟通的方式几乎仅限于电子产品，对孩子良好性格的发展都是很不利的。

长期、过度玩手机，还可能引发抽动症

关于孩子长期、过度玩手机导致的严重后果，有这样一个真实的案例。

5岁的小琪最近出现了一个很麻烦的症状，就是老爱眨眼睛。问她为什么要眨眼睛，她自己也说不上来，就是自己控制不了。

刚开始，小琪妈妈还觉得是孩子顽皮，是故意的，就经常发火、教训孩子。这种情况持续一个月后，小琪妈妈才意识到问题的严重性，就带着孩子去看医生，才知道孩子原来是得了抽动症。

医生说，小琪得抽动症很重要的一个原因就是长时间、过度玩手机。小琪妈妈说，她和小琪爸爸因为工作比较忙，下班了回到家有时候还要顾工作上的事情，所以为了让孩子安静下来，就会给孩子玩手机。孩子每次哭闹要玩手机时，小琪妈妈也是百依百顺。

后来，根据医生的建议，小琪停止使用手机一段时间，并且参加户外运动后，终于恢复了正常。

当然，这只是众多案例的其中一个，由于长期、过度玩手机而导致孩子出现各种健康问题的例子数不胜数。所以家长要尽量少给孩子玩手机，少把手机当成"带娃神器"。

增强体质：带孩子做点其他活动

生活在现代社会，我们几乎是不可能完全隔离手机的影响，家长如果希望孩子健康快乐地成长，最好是做到：第一，去寻找玩手机的替代方案；第二，跟孩子提前约定好，适度地使用手机。

首先是寻找替代方案。比如说，带着孩子早点睡觉，就可以避免孩子晚上玩手机。又比如，家长可以拿起书本，给孩子讲讲故事，也可以替代玩手机。还比如，可以给孩子准备一些耐玩的玩具，比如积木、折纸、橡皮泥和沙子，等等；可以带孩子去户外运动，跟孩子一起做做家务，等等。只要家长想去做，就会发现很多替代方案。

其次，除了替代方案，家长也需要在孩子能听懂话以后，跟他约定手机的使用时间和频率。比如，可以跟孩子说，玩手机游戏可以，但是周末两天每天 10 分钟，到点就收回手机，不能再玩了，形成规则感和规律，然后让家里所有人配合，严格执行。孩子知道什么时候可以玩，平时也就没那么强烈的需求了。

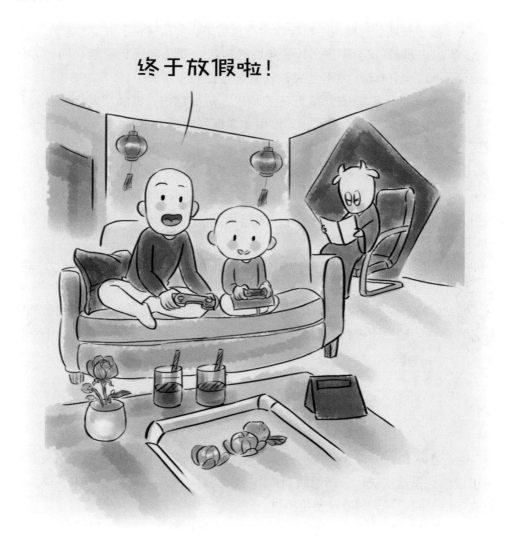

终于放假啦！

　　需要特别说明的是，如果要让孩子不沉溺于玩手机，家长自己用手机也应该有节制，不能双重标准。如果自己沉溺于游戏、沉溺于网购、沉溺于短视频及"刷"剧，反而要求孩子不沉溺，真的有点说不过去。虽然这个确实是比较难，但为了孩子的健康和将来，我们也只能努力了。这样看来，"孩子是上帝派来拯救我们做家长的"这句话还真没错。

第八节 有种冷，叫奶奶觉得你冷

前段时间，一位妈妈来咨询说，孩子奶奶总喜欢给孩子穿很多衣服，尤其是冬天的时候，真的是里三件、外三件地往孩子身上套。孩子被裹得像个粽子一样，腿脚都不怎么活动得开。

这位妈妈总觉得，这样孩子可能会不太舒服；而且孩子回到家的时候，也会说热，一摸后背，感觉潮潮的。但是孩子奶奶觉得挺好，也有很明确的理由："孩子还小，身体发育还不完全，抵抗力也还不太够，穿少了就容易着凉，孩子就容易感冒。只要孩子没病没痛，多穿点不是更好吗？"

我们把婆媳相处之道先放在一边，就来聊聊给孩子正确穿衣的智慧吧。给孩子穿衣服，就像给孩子吃饭、喝水一样，都要注意适量。因为吃太多容易积食，喝太多容易形成痰湿、水饮堆在身体里面，穿衣服太多的话，孩子其实更容易着凉、感冒，更容易生病。

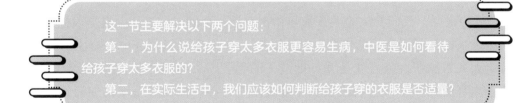

这一节主要解决以下两个问题：

第一，为什么说给孩子穿太多衣服更容易生病，中医是如何看待给孩子穿太多衣服的？

第二，在实际生活中，我们应该如何判断给孩子穿的衣服是否适量？

穿衣太多，毛孔会大开

《平凡的世界》里讲到，在 20 世纪七八十年代，陕西有的地方还非常贫困，贫困到什么程度呢？可以用衣不蔽体这个词语来形容。有些人家，母亲穿衣服出来做农活时，女儿就只能躺在床上用被子裹着；女儿要出来做事，那母亲也只能用被子裹着了。因为那个时候实在是太穷了，人们穿不起衣服。

现在是发生了翻天覆地的变化，穿得暖对于绝大多数中国人来说，都不是问题，我们更多的是操心怎么穿更好看、更能展现个性。

其实，爷爷奶奶这一辈，很多都是吃过苦、过过苦日子的。他们挨过饿、受过冻，所以对冷和饿有过刻骨铭心的记忆，这种记忆会影响人的一生。所以，他们可能就不舍得扔东西，不舍得倒掉剩菜，这是他们的经历和记忆让他们自然而然形成的反应。我们也应该深刻地理解这一点，站在老人的角度来理解为什么他们喜欢给孩子多穿点。

当然，还有一个原因是，爷爷奶奶这辈人年龄慢慢大了，身体本身就会变得虚弱，所以他们真的会觉得自己冷，然后就推己及人地认为孙辈也会觉得冷。这也是一种正常的反应。

但是对于孩子来说，穿多了衣服却很容易生病。为什么呢？

我们知道，人体的皮肤，除了通过毛孔呼吸以外，还有个重要的功能就是调节身体的温度。比如，当外界的温度比较低的时候，身体的毛孔就会收缩，人体的新陈代谢就会变慢，就可以保持住体温；而当外界的温度比较高的时候，比如夏天 30 摄氏度时，毛孔就会张开，让身体里面多余的热量尽快散出去，运动的时候，毛孔也会张开。而如果人长时间都处在安静的状态下，比如睡觉时，那毛孔也可能会相对地收缩。这其实也就是我们恒温动物的特点。

总的来说，我们身体的毛孔张开和收缩是一个动态的过程，它是根据身体的需求来选择张开还是收缩的。所以，也可以说毛孔就是身体的守卫。如果是穿太多衣服了，就好像是强行把孩子的毛孔跟外界隔开了。这时候，如果孩子本身比较热了，这些热量不能很快散出去，身体就觉得现在外面的温度很高，就要赶快把毛孔打开，让汗尽快蒸发掉，并且蒸发的时候把身体多余的热量带走。

就这样，身体开始出汗了。可是，穿得太多太厚，汗出来马上就被衣服吸收掉，并没有很快蒸发，于是身体就更"懵"了，觉得可能是出的汗不够，所以还是会觉得热，于是就继续出汗。这样，我们会发现，孩子穿厚了的时候，内衣都被汗水浸透了，甚至有的家长不得不频繁更换孩子的汗巾。

还要注意的是，如果孩子大量出汗的时候，稍稍不注意，吹了风，吹了空调，或者汗水没及时擦干，没及时换干爽的衣服，就很容易着凉生病；并且汗出多了，那有助于维持身体正常功能的津液自然就会减少，孩子也就很容易出现便秘、嘴唇红等感觉是上火，其实是阴虚的症状。

"要想小儿安，三分饥与寒"之"寒"

明代著名医学家万全在《育婴家秘》这本书里讲："若要小儿安，常受三分饥与寒。"这里的三分寒，通俗一点来讲，就是不要给孩子穿太多衣服。当然，也不能穿太少了。毕竟"寒温适宜，则邪不可干；寒温失宜，则易外感邪气"。

此外，俗语"春捂秋冻"也蕴含了大道理。

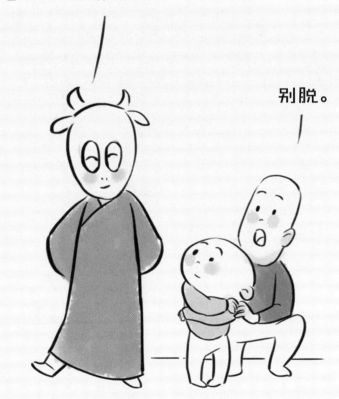

春天可要缓慢地减少衣物哦。

别脱。

　　春天的时候，阳气生发，孩子身体里的阳气也会跟着一起生发，再加上有时候会有倒春寒的现象，这时候，不让孩子感受风寒就是第一要务。所以秋裤可以先缓一缓再脱掉，要给孩子多捂一捂，帮助阳气生发。

　　秋天的时候，天气变凉，毛孔也会相对收缩，阳气又开始收藏了，回收到身体的内部。这时候，我们就不能"逆天而为"，要顺应天地的节奏，适当少穿一点，帮助孩子收敛阳气。如果这时候还穿得很多，就会经常出汗，这反而是在给身体添乱。

　　所以，适当的春捂秋冻，对孩子的身体是有帮助的。

　　如果家长还是把握不准春捂秋冻的度，还有一个老办法，就是用手摸孩子的脖子后面背心的位置。正常情况下这里是温热的，如果潮潮的、有汗，说明衣物加多了，要及时减点衣物。

　　另外，爷爷奶奶是老年人，身体气血可能不足，会怕冷；而父母作为青壮年，气血很足，又怕热。面对同样的天气和同样的温度，有的人穿羽绒服，有的人穿短袖就够了。所以，其实我们身体的感受和孩子身体的感受是不同的，如果孩子能清晰表达自己的感受了，就需要多听听孩子的想法，参考一下他的意见。

第九节 你还是不忍心给孩子断奶吗？

一说起断奶的问题，很多家长几乎本能地就联想到分离、断开这些带着消极情绪的词语。确实，从情感上来说，断奶对于大多数妈妈和孩子来说，可能都是一个痛苦的过程。

所以，在现实生活中，很多人就总结出一套所谓的经验。比如，建议要往乳头上抹点黄连，或者风油精，这样可以让孩子对母乳产生反感，从而会放弃吮吸母乳。也有人建议往乳头上贴创可贴，据说心疼妈妈的宝宝看到妈妈"受伤"后，会体谅妈妈，就不吃了。还有人建议，要下狠心一次断掉，不要犹豫不决，"当断不断，必受其乱"……

其实，这些给孩子断奶的奇葩做法，都是育儿路上的坑。

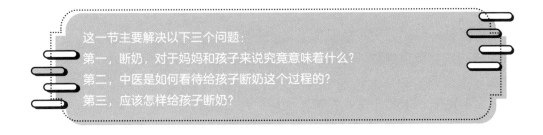

这一节主要解决以下三个问题：
第一，断奶，对于妈妈和孩子来说究竟意味着什么？
第二，中医是如何看待给孩子断奶这个过程的？
第三，应该怎样给孩子断奶？

断奶的孩子是成熟了

首先要纠正一个观念，就是把断奶看成是一件充满痛苦和悲伤等消极情绪的事。

当然，这背后都是因为妈妈和孩子之间天然的爱。对于很多妈妈来说，母乳喂养就是表达母爱最直接的方式。一位妈妈就曾这样描述给孩子哺乳的过程：孩子饿了困了想撒娇的时候，你可以义无反顾地撩起衣服敞开胸脯；在他听到打雷的声音感到恐惧的时候，你可以义无反顾地撩起衣服敞开胸脯；在他一整天没见到你想表达想念的时候，你可以义无反顾地撩起衣服敞开胸脯。母爱确实很伟大，甚至，她希望时间永远都静止在哺乳的这一刻。

另一方面，对孩子来说，妈妈就是营养和情感的"加油站"。通过吮吸乳汁，孩子不仅能够获得很好的营养，还能得到情感的支持和慰藉。有研究发现，孩子如果没有得到好的哺乳，成长的过程中就可能会表现得容易发怒、侵略性强、习惯性发脾气，容易过分依赖照顾他的人，也没办法建立更良好的亲密关系。

正因为哺乳对于妈妈和孩子来说是一种亲密无间的爱的表达，所以断奶这个词听起来就让人难受。

但是，也可以换个角度用积极的态度来对待断奶。断奶就好像是水果成熟了，自然而然地就要离开大树一样。也像是经过十月怀胎后，孩子从妈妈的肚子里出来一样。果子成熟了，孩子呱呱坠地了，我们都是快乐地迎接，那孩子断奶了，去换一种更适合他身体成长的饮食方式了，我们其实也可以快乐地去迎接，因为，这说明孩子又成长和成熟一点了。

中医如何看待断奶的过程

中医看待断奶，更多的是看整体——身心的整体，母子的整体。也就是说，断奶既要照顾到孩子的身体和心理健康，也要照顾到妈妈的身体和心理健康。

如果妈妈身体的状况长期都不太好，那母乳的质量也不会很高。这种情况下早点断奶，不仅对于妈妈的身心来说可以减轻很重的负担，孩子也是受益的，他可以从食物中获得更多、更丰富的营养，也会长得更好。反过来说，如果妈妈身体不错，精神压力也不大，开朗乐观，乳汁充足，而孩子的身体本身比较弱，那这种情况下就应该稍微晚点断奶。因为母乳里的营养丰富，可以支持孩子的成长，那就可以多支持一下，而不是必须按照标准时间来断奶。

另外，孩子生病的时候，也不要急着给他断奶。因为这时候孩子的免疫力比较差，而且身体不适，心情也低落，如果这个时候断奶，缺乏母乳里各种抗体和营养的支持，孩子的身心都容易受到损伤，他的病情也就会加重。

也有孩子比较弱，妈妈身体也不好的情况，这就需要权衡了。很多妈妈会选择牺牲自己，优先满足孩子。其实不必如此，可以适当地早些断奶。因为帮助妈妈减少负担，恢复健康，实际上对孩子是有好处的。妈妈可以给孩子添加更精细的辅食，早点替代母乳。毕竟，妈妈的身体好了，能量强大了，才能更好地养育孩子。

所以说，当妈妈或者孩子某一方，也或者是双方都准备好断奶的时候，"断奶程序"就可以启动了。

比如，随着年龄的增长，有的孩子自然而然就会减少喝母乳的次数，他对吮吸的需求会逐渐消失。通常这个时间发生在孩子9个月到3岁半。这就说明孩子已经准备好启动"断奶程序"了，妈妈也别有太大的失落感，应该配合孩子的需求，启动"断奶程序"。

再比如，妈妈不想继续给孩子喂奶了，觉得孩子已经足够成熟，妈妈自己也有其他的事情要去做了，这时候也可以启动"断奶程序"。虽然断奶的过程中孩子可能会有不高兴的种种表现，但妈妈不必过分焦虑，内心平静地接受，认可孩子长大的事实就可以了。

WHO建议母乳喂养到孩子2岁的时候再断，这个实际上比较难执行，大多数孩子在1岁前后就开始断奶了。所以，不用特别纠结到底应该第几个月开始断奶，还是那句话，只要妈妈和孩子一方或者双方准备好了，就可以开始断奶了。

循序渐进式断奶法

断奶的具体方法，我们推荐采取循序渐进式断奶法。

一刀切地、突然地离开母乳、离开妈妈，对于孩子的身和心来说，都是一次冲击。孩子这时候可能非常难受，因为从心理上来说，跟妈妈的一个连接被强行切断了，从生理上来说，饮食结构的突然改变也会影响体内的菌群和消化系统。

可能比较强壮的孩子可以迅速地自我调整，而对于身体比较弱的孩子来说，身心就都会受到很大的影响。所以，可以在开始添加辅食以后，逐渐增加辅食的比重，逐渐减少哺乳的频率和比重，让孩子慢慢降低对母乳的依赖，最终自然断奶。

当然，妈妈也要做好心理准备，如果孩子在断奶期间生病了，他可能吃母乳的次数又会增多，会反复，这个是正常情况，请不要焦虑。

还是那句话，慢慢来，可能会比较快。

还有一点，在决定断奶的时候，虽然孩子可能还听不懂，但还是要提前正式地跟孩子说，要严肃认真地告诉孩子关于断奶的决定，让孩子能感受到妈妈

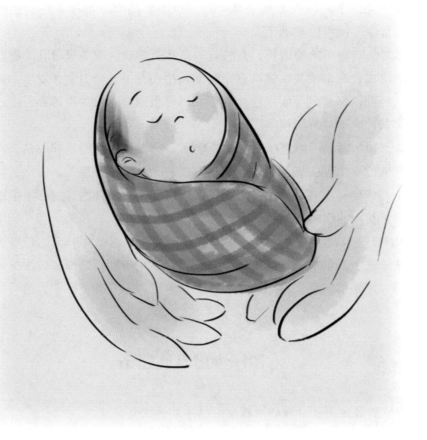

　　的坚定，并且让他相信断奶只是换一种喂养方式继续照顾他，妈妈是不会离开的。这个也非常的重要。

　　每个妈妈和每个孩子都是独一无二的，是不一样的，自然每个孩子的断奶时间也会根据孩子和妈妈的需要而不一样，所以也不用过于纠结。让孩子自然地离开母乳，生理和心理自然地成长，循序渐进地断奶，就是我们最推荐的断奶方法。

第十节　孩子手脚冰凉，赶紧加衣服？

摸摸孩子的小手小脚，如果发觉是冰凉的，就给孩子添加衣服，这应该是多数家长的生活常识了。但是很多情况下，这种做法其实是错误的。

第一，如果孩子处于正常的状态，也就是没有生病的话，只根据孩子手脚冰凉，就加衣服，可能会犯给孩子穿太多衣服的错误。之前就讲过，孩子穿太多衣服，毛孔大开，反而更容易生病。

第二，如果孩子是生病的状态，家长只管给孩子多穿衣服，而不去寻找真正的让孩子手脚冰凉的病因，从根本上解决问题的话，那给孩子多穿衣服只是掩盖问题，治标不治本的做法。

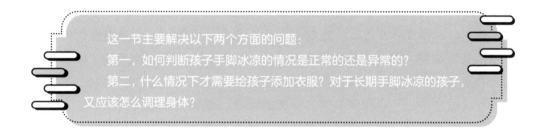

这一节主要解决以下两个方面的问题：

第一，如何判断孩子手脚冰凉的情况是正常的还是异常的？

第二，什么情况下才需要给孩子添加衣服？对于长期手脚冰凉的孩子，又应该怎么调理身体？

孩子手脚冰凉：正常现象和虚寒体质

孩子手脚冰凉，通常有两种情况：一个是轻微的、暂时的手脚冰凉，这是正常的情况；还有一个是长期的、偏严重的病理性状态，中医上就叫虚寒。

孩子如果体温调节功能比较差，周围环境又很冷，孩子穿的衣服还少，则可能出现手脚冰凉的情况，这时候，给孩子加衣服或者把孩子抱到比较温暖的地方就可以了。

另一个虚寒的状态，就是病理性的了。家长如果要判断孩子是不是虚寒，除了手脚冰凉这个指标以外，还有这四点可以参考。

第一，虚寒的孩子容易怕冷，偏爱喝热水、吃热的食物。

第二，孩子的舌质淡、舌苔白，有齿痕，而且唇色不红润，偏白。

第三，孩子比较容易腹泻，或者便秘，大便常常不成形，一般精神比其他孩子要差，容易累。

第四，孩子尿液的颜色比较淡，还可能出现经常感冒、积食的症状，晚上睡眠也不太安稳。

如果孩子大体满足以上这四点，基本上就可以确定他是处在一个虚寒、生病的状态。虽然他没有特别激烈的表现，比如发热、咳嗽等，但这确实已经处于病理状态了，是需要治疗和干预的。如果这时候家长还只是给孩子多穿点，只能让孩子暂时感觉舒服一点，如果要从根本上解决问题，还需要彻底调理好孩子的虚寒体质。

虚寒调理方法：饮食、运动和日常护理

虚寒的调理方法很多，之前也讲到过，这里做一个总结。

首先，从饮食上来说，一定要忌食生冷寒凉的食物，一个是温度低的，一个是性质寒凉的。温度低的食物有冰激凌、冰饮料、凉饭、凉菜等，性质寒凉的食物有鱼、虾、蟹等海鲜，各种凉茶，各种下火药，苦瓜，等等。

可以适当多吃一点温度高的、热性的食物，帮助身体恢复到正常状态。生姜就是一个很好的选择。它是温热性的，能帮助身体驱赶寒邪和湿气，让阳气生发出来。所以，每天早上可以给孩子喝一点儿姜枣茶。具体的做法是，选取红枣和生姜 1：1 的量，生姜拍瘪，红枣切开，冷水下锅，大火烧开转小火煮20 分钟即可饮用。如果觉得太辣、不够甜，也可以适量加点红糖。

除了饮食上的注意事项，还必须运动。中医有一句话叫"春夏养阳，秋冬养阴"，春天和夏天的时候，是阳气生发的时候，而一天之中，上午又是阳气生发的时候，所以虚寒体质的人比较适合上午锻炼，最好是在阳光下锻炼。

具体的运动项目，主要是步行、慢跑、跟孩子一起做游戏等。因为虚寒体质的人运动量不应过大，不应出汗过多，要避免过多的损耗。很多孩子可能喜欢游泳，但是虚寒的时候尽量不去游泳锻炼，等恢复健康了以后再去。

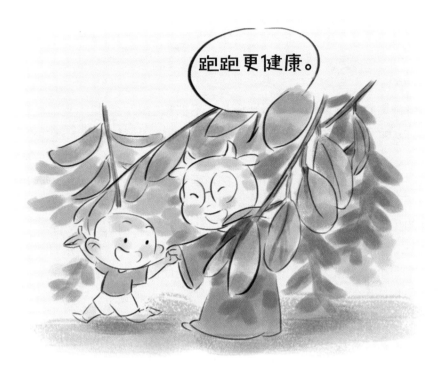

如果家长有时候太忙了，做不到带孩子一起去户外锻炼身体，还有更简单的锻炼方式，就是带着孩子做家务。一起擦地，一起洗碗、擦玻璃都是可行的。

另外，还可以借助一些外部的力量来帮助孩子的身体排寒邪。如果是选用中药，可以找靠谱的医生来帮忙，如果是在家里，更容易操作的方法就是热水泡脚了。

抓一把艾叶、一把花椒，各 10 克左右，用水煮 10 分钟，稍微晾凉到 45摄氏度左右就可以开始泡了。要注意，水温不要太高，孩子皮肤娇嫩，别烫着了。泡脚时水要浸到小腿的部位，一般是睡前泡一下，微微出汗就停，千万别泡到大汗淋漓。泡脚时，借助热水的刺激，全身气血会加速流动，身体就会发热，孩子的虚寒状态会大大缓解。

当然，家长也可以给孩子用暖宝宝或者是对症的脐贴，温暖孩子的腹部，从而排出寒邪。

最后要提醒一下，其实，体质虚寒只是一种暂时的状态，在一定程度内的虚寒状态，是可以接受的，就像我们可以接受自己偶尔的生气、愤怒、不打扫卫生、睡懒觉一样。这就是生活的一种常态。所以，家长发现孩子处于虚寒状态的时候，也不要过于焦虑，不要有太多的负担，不帮倒忙就是给孩子最好的帮助。

全书总结

凡事预则立，不预则废，如果育儿坑不被指出来，家长不提前做功课，很可能就会陷进去。甚至，它可能一直在家长面前，但家长就是不知道，就是要掉进去。这本书可以理解为就是在做"预"的工作，以及做补救的工作。

我们来回顾一下。孩子发热的时候，家长不要第一时间给孩子选用冰冰贴和退烧药，因为可能会拖长孩子的病程，可能越治疗越伤害孩子。如果不小心把正常的生理性发热当成病来治，很有可能会影响孩子的生长发育。

也别把发热当作敌人，一味地去打压、去压制。其实，发热对于我们的身体而言是一个朋友，大部分情况下，它能够帮助促进孩子的健康成长。另外，有明确的指征才能使用抗生素、激素和输液，而不能滥用。要知道，不过度地治疗和干预，发热才能好得快。

孩子咳嗽时，首先要从整体上判断孩子的寒热状况，这就好像走路要看大方向，方向错了，越努力越坏事儿。另外，人的各个系统都是相互影响的，长期的咳嗽，几乎绝大部分都跟脾胃虚弱是有关系的。所以，在咳嗽孩子的护理方面，需要着重关注脾胃的调理。

单纯止咳是针对症状的治疗，它只打断了咳嗽反射，并没有针对病因处理问题，还可能会掩盖病情，拖延孩子的治疗时机，完全属于帮倒忙的行为。最后，孩子咳嗽刚刚痊愈之后的 7 天，一定要注意护理，避免过度进补。

关于过敏，有一点很重要，就是过敏是可以治好的，不一定要一辈子隔离过敏原；而一味逃避反而可能使过敏的情况越来越严重。过敏也并不是一个疾病，而只是一个症状，一个表象，不是根本原因。我们不要急着给孩子安排过敏性鼻炎手术，对多数孩子来说，多接触接触大自然，提升孩子的正气，或许过敏问题就迎刃而解了。

就便秘而言，不要试图给孩子长期吃香蕉、用开塞露来解决，不要迷信益生菌的作用而长期大量给孩子吃。如果发现便秘，首先要注意饮食，少吃大鱼大肉、水果、冰激凌。其次，需要让孩子的肠胃暖起来，动力充足起来。另外，还要注意慎用蒙脱石散给孩子治疗腹泻。

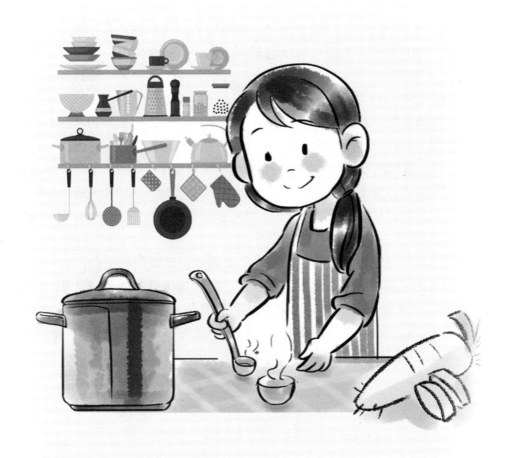

如果吃了过多的肉，下一顿可以给孩子喝点萝卜汤等解腻的食物。

如果发现孩子有上火的症状，不要不辨证就给孩子用牛黄解毒片、银翘解毒片、蒲地蓝之类的药物清热泻火解毒，因为这只是针对症状做处理，我们说过，扬汤止沸是很难解决问题的，一定要去找到根本原因，釜底抽薪。

孩子的喂养和护理方面，吃素还是吃荤不是饮食的重点，适合孩子的食物才是好食物。所以，八珍糕虽好，也不要天天吃。也不要过分相信某种东西的神奇治疗作用。在吃饭喝水的量的问题上，一定坚持一个原则，就是别吃太饱，别喝太多，"要想小儿安，三分饥与寒"。孩子生病的时候，不要过度补充营养，微量元素千万别乱补，过量了一样有害。

要想增强孩子体质，一个是要让孩子动起来，运动是最好的药品和补品；一个是静下来，同时减少过度玩手机对孩子身心的消耗。

另外，我们还有必要明白疾病对孩子的积极意义。没错，护理孩子是为了让他少生病，但是生病也并不都是痛苦、焦虑这些消极的情绪体验。家长只有首先明白疾病对孩子的积极意义，才能不那么焦虑。孩子也就会受到家长的影响，变得更安心。

有一本书里面讲，疼痛和受苦的经验能够丰富我们的生命，或是让生命有一个新的发展可能性。也就是说，疾病里面的疼痛和痛苦，也是生命的一个维度，从身体上来说，它可以间接帮助身体增强免疫力，而从心灵上来说，它可以让孩子更加理解疾病中的痛苦，也能够对别人的痛苦感同身受。这些都会让孩子的生命变得更加完整，并由此出发，去探索他自己的生命的多种可能性。

为学日益

阅读到这里要恭喜你，已经跨入正确育儿的大门了，但是要更加系统性地掌握中医育儿的知识，帮助孩子解决各种常见病，作为家长，还需要继续学习。

有句话叫"为学日益"，学习就是一天天积累，一天天进步的。希望在未来的学习道路上还有你的身影，也希望你在养育出更加健康、更加智慧的孩子的同时，自己也能够过得越来越好，越来越健康、快乐。